LETTRES MÉDICALES

SUR

VICHY

PAR

M. DURAND FARDEL, D. M. P.

Médecin inspecteur des sources d'Hauterive, a Vichy, Secrétaire général de la
société d'hydrologie médicale de Paris;

Ex-interne lauréat des hôpitaux,
membre honoraire et ancien vice-président de la société anatomique,
membre honoraire de la société médicale d'observation,
membre titulaire de la société de médecine de la Seine, de la société médico-chirurgicale
membre correspondant de l'académie impériale de médecine,
des sociétés de médecine de Lyon, de Bordeaux, de Nancy, de Gannat,
de Leipsick, etc.

❦

PARIS

GERMER BAILLIÈRE, LIBRAIRE-ÉDITEUR

LONDRES	MADRID
H. BAILLIÈRE, 219, Regent-Street.	CH. BAILLY-BAILLIÈRE.

NEW-YORK, CH. BAILLIÈRE.

1855

LETTRES MÉDICALES

SUR

VICHY

LIBRAIRIE MÉDICALE DE GERMER BAILLIÈRE.

Ouvrages du même auteur :

Traité du ramollissement du cerveau (ouvrage couronné par l'Académie royale de Médecine), 1843, 1 vol. in-8.   7 fr.

Mémoire sur les réactions acides ou alcalines présentées par l'urine des malades soumis au traitement par les eaux de Vichy, 1849, in-8.   1 fr. 50 c.

Des eaux de Vichy, considérées sous les rapports clinique et thérapeutique, spécialement dans les maladies des organes de la digestion, la goutte et les maladies de l'Algérie, 1851, 1 vol. in-8.
3 fr. 50 c.

Du développement spontané de gaz dans le sang, considéré comme cause de mort subite, 1852, in-8.

De l'alcalisation de l'urine, considérée comme phénomène d'élimination chez les malades soumis au traitement thermal de Vichy, 1853, in-8.

Traité clinique et pratique des maladies des vieillards, 1854, 1 vol. in-8 de 900 pages.   7 fr.

Auber (Édouard). Hygiène des femmes nerveuses, ou Conseils aux femmes pour les époques critiques de leur vie, 1844, 2e édition, 1 vol. grand in-18 de 540 pages.   3 fr. 50 c.

Brierre de Boismont. Des hallucinations, ou Histoire raisonnée des apparitions, des visions, des songes, de l'extase, du magnétisme et du somnambulisme, 1852, 1 vol. in-8, 2e édit.   6 fr.

Brierre de Boismont. Du suicide et de la folie suicide, considérés dans leurs rapports avec la statistique, la médecine et la philosophie, 1855, 1 vol. in-8.   7 fr.

Foy. Manuel d'hygiène, ou Histoire des moyens propres à conserver la santé et à perfectionner le physique et le moral de l'homme. 1845, 1 vol. in-18.   4 fr. 50 c.

Gaudet. Recherches sur l'usage et les effets hygiéniques et thérapeutiques des bains de mer. 3e édit., 1844, 1 vol. in-8.   6 fr.

Typ. Mauldc et Renou, rue de Rivoli. 144.

LETTRES MÉDICALES

SUR

VICHY

PAR

M. DURAND FARDEL, D. M. P.

Médecin inspecteur des sources d'Hauterive, a Vichy, Secrétaire général de la
société d'hydrologie médicale de Paris;

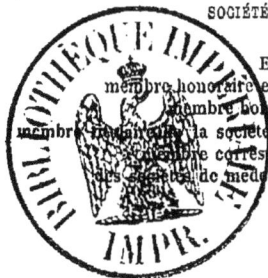

Ex-interne lauréat des hôpitaux,
membre honoraire et ancien vice-président de la société anatomique,
membre honoraire de la société médicale d'observation,
membre titulaire de la société de médecine de la Seine, de la société médico-chirurgicale,
membre correspondant de l'académie impériale de médecine,
des sociétés de médecine de Lyon, de Bordeaux, de Nancy, de Gannat,
de Leipsick, etc.

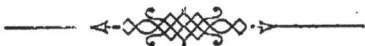

——— ⋅◆⋙⟨⟩⋘◆⋅ ———

PARIS

GERMER BAILLIÈRE, LIBRAIRE-ÉDITEUR

LONDRES	MADRID
H. BAILLIÈRE, 219, Regent-Street.	Ch. BAILLY-BAILLIÈRE.

NEW-YORK, Ch. Baillière.

—

1855

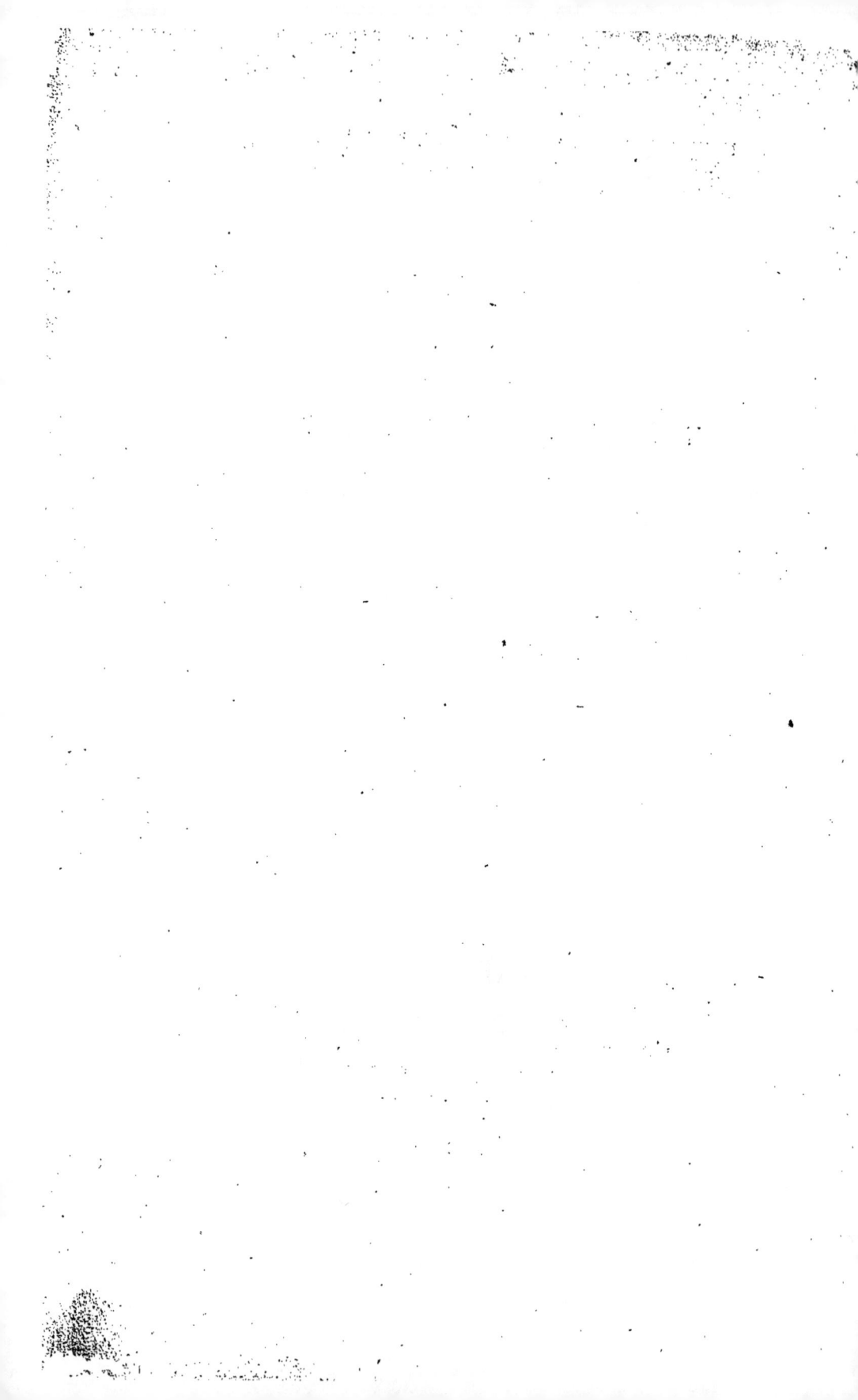

A M. LE DOCTEUR MÉLIER,

Inspecteur général des services sanitaires ;
Membre de l'académie impériale de médecine, et du comité consultatif d'hygiène ;
Président de la société d'hydrologie médicale de Paris ;
Commandeur de la légion-d'honneur.

—◆◇◆—

MONSIEUR ET TRÈS-HONORÉ CONFRÈRE,

Ce petit livre, dont vous avez bien voulu accepter la dédicace, a pour objet de faire connaître, à ceux qui voudront bien le lire, ce que c'est que Vichy ; de leur expliquer la médication à laquelle cet établissement thermal est consacré ; de leur donner une idée aussi exacte que possible des ressources thérapeutiques qui s'y rencontrent. Ce n'est pas un ouvrage dogmatique, mais une série de communications dans lesquelles j'ai cherché à rassembler les renseignements les plus utiles et surtout les plus certains sur les eaux de Vichy.

En vous adressant cette étude, que j'a tenu à restreindre à de modestes proportions, je n'ai pas voulu seulement offrir un témoignage de déférence et d'affection au savant médecin et au confrère bienveillant qui m'honore de son amitié.

J'ai entendu rendre hommage aussi au choix qu'une administration intelligente et désireuse d'améliorer les services qui lui sont confiés, a fait en vous appelant parmi ses conseils les plus éminents.

Cette haute position, que vous inaugurez si dignement, met en grande partie dans vos mains l'avenir des eaux minérales en France. Vous saurez dire, avec l'autorité qui vous appartient et qui appartient à votre expérience, à quel degré d'abandon et d'anarchie une organisation vicieuse les a condamnées jusqu'ici ; l'élévation de votre caractère et la sûreté de votre jugement sauront indiquer ce qu'il faut faire pour corriger le mal passé, et pour assurer les améliorations futures.

En vous invitant par une acclamation unanime à diriger ses premiers travaux, la *Société d'hydrologie médicale de Paris* vous a exprimé qu'elle attendait de vous tout ce que le choix de l'administration promettait aux eaux minérales en se fixant sur vous.

Permettez-moi d'y joindre l'humble et respectueux témoignage de votre confrère dévoué,

Max. DURAND-FARDEL.

Paris, 27 mai 1855.

LETTRE PREMIÈRE.

————◦◦◦————

THÉORIE ET PRATIQUE.

Des publications relatives aux eaux minérales, et de l'utilité qu'elles peuvent
avoir. — La pratique des eaux minérales est, dans de certaines limites,
indépendante des théories qui s'y rattachent. Exemples de circonstances où
ces dernières, cependant, sont loin d'être indifférentes pour la pratique. —
Objet spécial de ces lettres. — Quelques considérations sur la thérapeutique
thermale en général. Plan d'une médecine thermale simplifiée.

Il y a une distinction importante à faire dans la nature
des publications qu'il appartient aux médecins des eaux minérales et qu'il est pour ainsi dire de leur devoir de produire.

Les unes auront pour objet spécial les questions relatives
au mode d'action des eaux, l'étude des rapports qui s'établissent entre les différents principes dont une eau minérale
se constitue et les éléments divers qu'elle rencontre dans
l'organisme, la théorie d'après laquelle les altérations locales
et les conditions diathésiques sont supposées pouvoir être
attaquées et modifiées par la médication thermale.

1

Dans un autre ordre d'études, faisant abstraction de toutes ces considérations dont notre pratique aux eaux est jusqu'à un certain point, et fort heureusement pour elle, indépendante, il s'agit spécialement de faire connaître les formes pathologiques qui paraissent devoir le mieux s'accommoder d'une eau minérale en particulier, le degré auquel elles peuvent en être modifiées, les chances de guérison qu'elles rencontrent, enfin le meilleur mode suivant lequel les eaux doivent être elle-mêmes administrées ; ceci comprend les indications, le pronostic et la thérapeutique thermale. Nous disons que ces trois points, qui résument ce que les médecins étrangers aux établissements thermaux ont surtout besoin d'en savoir, sont indépendants, jusqu'à un certain point, il est vrai, des considérations théoriques et de physiologie thérapeutique auxquelles nous faisions allusion tout à l'heure.

Il faut bien admettre qu'il en est ainsi, sous peine de frapper d'un singulier discrédit toute la médecine thermale qui s'est faite depuis bien des années, et même celle qui se fait encore de nos jours. En effet, que l'on prenne les eaux salines, chlorurées, sulfureuses, alcalines, ferrugineuses, est-il sûr que l'on trouvera un seul fait de physiologie thérapeutique avéré, incontestable, admis enfin par d'autres que par ces esprits faciles (il en est de fort distingués parmi eux) qui finissent par se persuader ce qu'ils ont commencé par supposer, et par vouloir imposer aux autres ce qu'ils n'avaient imaginé d'abord que pour leur usage personnel ?

C'est après tout l'histoire d'une grande partie de la thérapeutique, et quelque regrettable que soit l'ignorance où nous sommes du véritable mode d'action des médicaments, nous savons cependant nous en servir, pour notre plus grande satisfaction et pour le plus grand bien des malades. Il en est de même des eaux minérales. S'il fallait attendre, pour les appliquer, que la théorie en fût faite, on pourrait tenir longtemps encore les établissements thermaux fermés. Voyez ce qui se passe à Vichy..

M. Petit croit que les eaux de Vichy sont un spécifique de la goutte, sous quelque forme que se montre cette maladie, parce que, se trouvant produite par la présence d'un excès d'acide urique dans l'économie, celle-ci rencontre dans l'eau de Vichy des alcalins pour saturer cet excès d'acide urique; M. Petit croit encore que l'eau de Vichy guérit les engorgements du foie et de la rate en dissolvant la fibrine et l'albumine qui en font la charpente; que l'eau de Vichy dissout les pierres dans la vessie; que lorsqu'on a rendu la force et la santé à des femmes anémiques et dyspeptiques, à de vieux dysentériques, à des individus atteints de cachexie paludéenne, africaine, etc., on a fait une médication *fluidifiante* et *dissolvante*. M. Nicolas croit que l'eau de Vichy dissout les indurations des valvules cardiaques et l'hypertrophie du cœur. M. Barthez croit que l'eau de Vichy dissout les muscles de ceux qui en font usage, en respectant leur graisse, tandis que M. Petit croit que ces mêmes eaux dissolvent la graisse de ceux qui en ont, après en avoir fait un savon.

Il n'est pas heureusement nécessaire de croire à tout cela pour se faire une idée précise des indications qui réclament les eaux de Vichy, pour établir, dans les limites autorisées, le pronostic du traitement thermal, pour en diriger l'administration suivant les règles de l'expérience. Il n'est pas non plus indispensable que nos confrères, qui ont besoin de connaître de loin les eaux de Vichy, et qui attendent de nous des lumières à ce sujet, pénètrent bien avant dans ces discussions, peu intéressantes pour eux, tant qu'elles ne s'appuieront pas sur un terrain plus solide.

Cependant, loin de nous la pensée de vouloir restreindre à

un empirisme, quelque éclairé qu'il puisse être, les études relatives aux eaux minérales; c'est à la chimie organique, à la physiologie pathologique et à la physiologie thérapeutique, précisément, qu'appartient l'avenir de la médecine thermale; et si, en attendant que nous en sachions plus long sur ce sujet, les plus pressés nous apportent de temps en temps de ces théories informes qui ne témoignent guère que de l'imperfection de la science et de l'incertitude des doctrines, il faut leur savoir gré de leur courage malheureux, d'abord, et tirer de leurs erreurs même d'utiles enseignements pour n'y point retomber. Aussi n'avons-nous jamais éprouvé aucun embarras à discuter les vues plus ou moins plausibles que nos confrères ont pu hasarder jusqu'ici dans cette matière. Ils ne sauraient s'offenser de ce qu'on ne prend pas leurs théories pour le dernier mot de la science, et nous n'avons pas été nous-même sans prêter le flanc à la riposte, en nous avançant plus ou moins loin sur le terrain des explications.

Cependant, dans toutes ces sortes de choses qui portent la marque d'idées nécessairement erronées, pourrait-on dire, puisque la science dont elles procèdent n'est point faite encore, il y a à prendre garde. Une théorie défectueuse est presque toujours dangereuse en quelque chose. Ainsi, lorsque M. Petit, en vue d'idées théoriques, a conseillé les eaux de Vichy aux goutteux, il a incontestablement rendu un double service à l'établissement thermal, où il a attiré beaucoup de malades, et à un certain nombre de goutteux dont ces eaux ont remarquablement amélioré la santé. Mais en l'engageant à dire qu'il n'y a pas de différence à établir entre les diverses espèces de gouttes admises par les auteurs (et par les praticiens), non plus que dans les indications thérapeutiques qui s'y rattachent, au point de vue des eaux de Vichy au moins,

la théorie le met en risque de faire aux goutteux une médecine fort hasardeuse, et dont elle ne corrigera pas les conséquences, dût-elle en prendre sur elle toute la responsabilité.

Quand nous voyons M. Nicolas dire que les alcalins et les
eaux de Vichy dissolvent les indurations des valvules cardiaques et les hypertrophies du cœur, nous en conclurons
bien que les symptômes cardiaques ne contre-indiquent pas
aussi formellement les eaux de Vichy qu'on l'avait cru longtemps, qu'ils peuvent même en être avantageusement modifiés, et en cela notre confrère de Vichy aura fait une bonne
chose; mais si, d'après sa théorie, nous croyons devoir envoyer à Vichy toutes les maladies organiques du cœur, en
n'y comprenant bien entendu que celles qui n'ont pas encore
atteint le dernier degré de développement ou de dégénérescence, nous entrerons sans doute dans une voie fort com-
promettante pour la médication et pour les malades. Ces
théories ne sont donc pas aussi innocentes qu'elles le paraissaient au premier abord.

Mais ce n'est pas pour traiter de ces graves questions de
théories ou de pratique que nous avons entrepris cette publication, et elles n'y tiendront qu'une place secondaire.

Nous avons souvent entendu répéter que les médecins ne
connaissent pas les eaux minérales; ceci n'est point parfaitement exact. Nous avons eu plus d'une occasion de reconnaître que beaucoup de nos confrères se faisaient une idée
très-exacte des ressources que l'on peut tirer de cette grande
classe d'agents thérapeutiques, et même que l'on pouvait,
sans avoir pratiqué cette médecine spéciale, exposer les
idées les plus justes et les plus élevées sur la thérapeutique
thermale.

Cependant, il est incontestable que le plus grand nombre

1.

des médecins se plaignent avec juste raison du peu de lumières qu'ils possèdent sur une médication qu'ils sont appelés fréquemment à mettre en usage, et que la facilité des communications, les habitudes actuelles du public, les progrès même de la science tendent chaque jour à vulgariser davantage.

Ce n'est pas que la littérature médicale soit plus pauvre sur le sujet qui nous occupe que sur tant d'autres; on a beaucoup écrit sur les eaux minérales, trop sans doute, et de gros livres et de courtes brochures. Mais la plupart de ces ouvrages, et nous n'entendons parler ici que des plus sérieux, sont consacrés, ou au développement de vues théoriques ou à l'exposition de vertus curatives, qui laissent rarement dans l'esprit du lecteur une connaissance un peu précise de la médication qu'il cherche à étudier.

L'étude pratique, celle de la mise en œuvre des eaux minérales elles-mêmes, des procédés usités, ne se trouve à peu près nulle part; et cependant, n'est-ce pas en mettant, si je puis ainsi parler, le malade aux prises avec la médication, que les effets et les ressources de celle-ci peuvent surtout s'étudier, que les indications et les contre-indications ressortent, que les applications se découvrent, et qu'une pratique assurée se constitue? Et lorsqu'il s'agit d'une médication lointaine dont les effets ne se peuvent observer qu'à distance, aux chances de laquelle il faut abandonner un malade, sans espoir et sans possibilité de la manier ou de la diriger soi-même, c'est alors surtout que les médecins ont besoin d'être initiés aux secrets de l'expérience, aux détails de la pratique, à ce je ne sais quoi enfin qui constitue l'art au plus haut degré, c'est-à-dire l'application intime des données de la science, c'est-à-dire la médecine appliquée.

Tel est l'objet de ce travail : faire assister autant que pos-

sible le lecteur à la pratique de Vichy, pratique très-peu
connue, si nous en croyons ceux de nos confrères qui n'ont
jamais approché de nos sources, et ceux surtout qui viennent
les visiter. Nous avons choisi la forme de lettres pour exprimer le but modeste que nous nous proposons : les théories,
les doctrines chimiques ou pseudochimiques, les rencontres
des acides et des alcalis tiendront peu de place dans ces
lettres, où nous aborderons successivement les diverses questions de pratique qui s'offriront à nous. Le lecteur curieux
des études sur les eaux minérales, et qui voudra bien nous
suivre dans ce simple exposé d'un praticien à d'autres praticiens, se reposera des réactions, des dissolutions, des désa-
grégations que l'on a tant fait opérer aux eaux de Vichy,
depuis un certain nombre d'années.

Sans doute, rien n'est plus attrayant qu'une explication,
bonne ou mauvaise, et combien d'honorables esprits, aimant
mieux croire que d'y aller voir, n'acceptent-ils pas ce qu'on
leur offre, pour la moindre vraisemblance qu'ils y trouvent!
mais s'il est un sujet où l'observateur doive encore attendre
en silence que la science ait dit son mot et formulé ses
théories, c'est surtout l'emploi médical des eaux minérales.

Avant d'aller plus loin, on nous permettra quelques remarques sur la thérapeutique thermale considérée d'une manière générale.

La multiplicité des sources minérales offre toujours une
richesse embarrassante aux praticiens. L'excellent manuel de
M. Patissier, lequel est bien loin d'être un ouvrage complet,
surtout aujourd'hui, mentionne plus de 250 eaux minérales
différentes : comment s'y reconnaître au milieu de ces analyses chimiques qui se rapportent toutes à quelques types
peu nombreux, de ces propriétés médicales presque toujours
identiques pour les eaux les plus variées?

Mais si l'on a dit que toute la médecine pouvait se faire avec trois médicaments, l'opium, le sulfate de quinine et l'émétique, et s'il est vrai qu'il peut suffire de quinze à vingt médicaments pour faire une médecine active et bienfaisante, il est surtout vrai que toute la médecine thermale peut se faire avec un petit nombre de sources minérales. Le jour où l'on voudra bien se convaincre de cette vérité, où les médecins, mieux guidés dans leurs études et mieux instruits par les livres, au lieu de se charger la mémoire d'une foule de noms propres d'établissements thermaux, de sources, de principes minéralisateurs, de propriétés magnifiques, concentreront leurs études sur un petit nombre d'établissements choisis pour l'excellence de leurs eaux, la multiplicité des ressources qu'ils offrent, les travaux qui les ont fait connaître, alors seulement les eaux minérales seront véritablement à la portée des médecins, comme les chemins de fer et les habitudes du jour les mettent à la portée des malades; elles auront leur place dans les formulaires et les traités de thérapeutique, comme des agents connus, vulgaires, et que l'on ne prescrira plus qu'en connaissance de cause.

Pour faire ce choix d'eaux minérales, aura-t-on égard à leur composition chimique prédominante? Ainsi, prendra-t-on tant d'eaux alcalines, sulfureuses, ferrugineuses, salines, etc.? Ce mode de classification, dont la nécessité ne peut être contestée, s'il s'agit d'étudier les eaux minérales en elles-mêmes, ne saurait avoir la même signification dès qu'on vient à les considérer sous le rapport de leur action thérapeutique.

Quand nous savons que les eaux de Vichy et d'Ems sont alcalines et pareillement constituées, sauf des proportions différentes, nous n'en avons pas appris davantage relativement aux propriétés thérapeutiques distinctes qui appartiennent à chacune d'elles. Les sels de chaux, de soude et de magnésie que renferment les eaux de Louesche ne sauraient donner une idée de l'usage qu'on en fait dans les maladies de la peau. L'analyse chimique des eaux minérales ne fournit qu'une donnée première, laquelle permet de se guider d'après les notions de la thérapeutique ordinaire, mais est en tout soumise à l'expérience.

Mais si l'on étudie les eaux minérales d'après l'ensemble de leurs effets thérapeutiques connus, d'après la clinique qui s'y fait, on aura aussitôt un cadre tout tracé pour la pratique et pour l'étude. Que l'on nous permette d'esquisser, pour mieux rendre notre pensée, le tableau suivant :

Dans les maladies de l'appareil digestif et de ses annexes, c'est-à-dire dans la plupart des maladies chroniques de l'abdomen, peuvent convenir les eaux de Vichy, de Plombières, de Carlsbad, de Kissingen; dans les maladies cutanées, Barèges, Bagnères de Luchon, Louesche; dans les affections de l'appareil respiratoire, Cauterets, Bonnes, le Mont-Dore, Ems; dans celles de l'appareil urinaire, Vichy, Contrexeville, Evian; dans les maladies scrofuleuses, Salins, Kreutznach; dans les maladies rhumatismales, Néris, Bourbon-l'Archambault, Baréges, Aix en Savoie; dans les paralysies, Balaruc, Bourbonne, etc.

Ceci n'est qu'un spécimen de ce que nous comprenons et de ce que nous conseillons de faire : restreindre le champ de la thérapeutique thermale dans la limite de ce que l'expérience et la notoriété ont consacré; offrir à cette même thérapeutique un cercle assez étendu pour satisfaire aux exigences variées et complexes des états pathologiques divers, et des constitutions et des âges et des diathèses différentes.

Mais que ferons-nous de ces sources innombrables qui jaillissent de tous côtés, semblant sortir de terre chaque jour,

faisant valoir avec une égale insistance et la supériorité de
leurs vertus, et leur droit aux malades? Toutes ces sources
secondaires ou par leur valeur réelle, ou pour leur réputation, ou pour la quantité des eaux dont elles disposent, ou
pour la nature des ressources qu'elles offrent, peuvent rendre de grands services aux localités qui les avoisinent, tout
le monde le comprend. Mais si quelqu'une d'entre elles, pos-
sédant une supériorité réelle, ou propre à quelque application nouvelle, mérite de fixer l'attention de la généralité des
praticiens, ce ne sera ni par des prospectus, ni par des certi-
ficats de complaisance qu'elle y parviendra; le temps, et les
études des médecins qui en auront éprouvé la valeur y suf-
firont. En résumé, si l'on veut que la thérapeutique thermale
prenne dans la médecine le rang qui lui appartient, il faut à
tout prix la simplifier.

Et, d'ailleurs, n'est-il pas vrai que, malgré le luxe et l'a-
bondance de nos traités de matière médicale, tout médecin
un peu expérimenté finit par s'habituer à un nombre limité
de médicaments et de formules dont il a reconnu la convenance au plus grand nombre des cas soumis à son observation? Eh bien! ce choix raisonné et raisonnable, car il est
seul compatible avec une saine pratique, voilà ce que nous
demandons pour les eaux minérales; seulement, comme il
n'est généralement pas permis d'expérimenter à sa guise ces
médications lointaines, et d'en observer à loisir les effets,
il est naturel qu'on s'attache de préférence à celles pour lesquelles l'expérience a prononcé, et dans le cercle plus restreint desquelles il est seulement permis d'acquérir des lumières personnelles.

LETTRE 11.

TOPOGRAPHIE.

Topographie de Vichy. Conditions hygiéniques de la localité. — Aperçus géologiques. — Origine des eaux. Proportion des substances salines rejetées au dehors. — Dépôts des eaux minérales. Le rocher des Célestins.

Vichy est situé sur la rive droite de l'Allier, au bord même de la rivière, dans un site agréable, mais un peu encaissé entre des collines vertes et de moyenne élévation, et ouvert dans la direction du S.-E. au N.-O., suivant le cours de l'Allier. Le climat y est tempéré, à peu de chose près semblable à celui de Paris; le voisinage des montagnes de l'Auvergne (le Puy-de-Dôme n'est qu'à douze lieues de Vichy) y rend les orages fréquents et tenaces, et rassemble souvent d'épais brouillards dans les matinées d'automne. Il y a peu de causes locales d'insalubrité : la plage de l'Allier, souvent découverte par les eaux que grossissent les moindres pluies, est toute formée de sable et de cailloux roulés, sans la moindre trace de limon. La rivière du Sichon, située au-dessous de la ville, borde des prairies qu'elle sert à inonder; les ha-

bitants des moulins et dès fabriques qui en garnissent les
bords sont très-sujets aux fièvres intermittentes : mais Vichy
même, par sa situation, se trouve à l'abri de cette fâcheuse
influence.

Quant à la ville des Bains, il y a à lui reprocher beaucoup
de négligence dans l'entretien de la voirie, une malpropreté
peu honorable de ses rues et des abords même de l'établissement thermal, le voisinage d'une espèce d'étang peu
étendu, situé près de la source des *Célestins*, et des chanvres
que l'on fait rouir en grande quantité le long de l'Allier,
sinon dans Vichy même, au moins à trop peu de distance de
la ville. Mais lorsque Vichy aura le bonheur de posséder une
administration locale un peu soucieuse du bien-être public,
il sera facile de faire disparaître ces légères causes d'insalubrité; nous disons légères, car elles ne semblent pas, du
reste, exercer une influence notable sur les conditions hygiéniques générales de la ville. Il serait injuste cependant de ne
pas signaler d'importantes améliorations dues à l'intervention du dernier et si regrettable inspecteur de l'établissement
thermal, Prunelle; ainsi, un règlement administratif qui
fixe la distance du rouissage des chanvres, et des travaux
d'assainissement exécutés sur le bord de l'Allier, que désho-
noraient et infectaient, il y a quelques années encore, des
flaques d'eau et des marécages, véritables réceptacles de
fièvres intermittentes.

Bien que la population du pays soit assez chétive, il ne
paraît pas régner ici ni d'endémies particulières, ni même
habituellement de constitutions fâcheuses très-déterminées.
On observe communément des diarrhées à l'automne et des
affections catarrhales l'hiver, mais rarement avec des caractères particuliers de gravité, et nos confrères de la localité
affirment que la fièvre typhoïde y est peu fréquente.

En résumé, Vichy n'offre aux malades qui viennent y prendre les eaux qu'un séjour sain et agréable. Le seul point qui mérite de fixer l'attention sous ce rapport est le suivant : est-on exposé à contracter à Vichy des fièvres intermittentes au mois de septembre ? Telle est au loin la réputation de Vichy ; et nous sommes fréquemment consulté à ce sujet par des confrères qui hésitent à y envoyer leurs malades à cette époque de l'année.

Ces craintes étaient légitimes il y a vingt ans encore. Vichy était alors un endroit fiévreux : les chanvres, que l'on y cultivait en grande quantité et que l'on en a écartés, l'Allier, dont un système de barrages a éloigné le lit, des étangs et des marécages aujourd'hui desséchés y rendaient les fièvres intermittentes très-communes, et l'on y observait même des fièvres pernicieuses. Mais aujourd'hui, malgré tout ce qu'il reste à faire en améliorations et en embellissements autour de Vichy, toutes ces conditions d'insalubrité ont à peu près disparu ou sont considérablement amoindries.

On observe bien, chez les habitants du pays, chez ceux surtout que leurs travaux exposent au froid et aux brouillards du matin, quelques fièvres intermittentes, mais sans gravité. Quant aux personnes étrangères à la localité, voici ce que nous pouvons dire : depuis huit années que nous observons à Vichy, nous n'avons vu la fièvre intermittente se développer chez aucun malade venu du dehors, chez aucun buveur d'eau, et pas plus à l'hôpital civil, à l'époque où nous en dirigions le service, pas plus chez les malades pauvres, mal logés et mal nourris, qui affluent à Vichy, que parmi ceux qui se trouvent dans de meilleures conditions. Nous n'avons qu'une exception à présenter ; elle est relative aux malades atteints déjà de fièvre intermittente, ou sujets aux fièvres intermittentes, et qui voient quelquefois leurs accès reparaître à Vichy, à toute époque de la saison. Mais ceci est tellement peu inhérent à la constitution même du pays, que Vichy n'en reste pas moins un des endroits où les suites de fièvre intermittente se traitent avec le plus d'efficacité.

Ajoutons seulement qu'en ceci notre observation est absolument semblable à la savante et longue observation de Prunelle, et que nous ne sommes entré dans ces détails qu'après nous être assuré plusieurs fois auprès de lui de leur complète exactitude, et nous être mis en mesure d'appuyer notre propre expérience de son imposante autorité.

Voici l'idée que l'on doit se faire de l'hydrologie de Vichy.

Un vaste bassin, situé en partie sous les roches porphyriques qui font la base du terrain tertiaire de la vallée de l'Allier, et en partie dans les assises inférieures de ce même terrain, et renfermant des eaux d'une température élevée et d'une composition uniforme, s'étend, nous voulons seulement parler de ses manifestations les plus rapprochées de nous, des montagnes de l'Auvergne à l'entrée du Bourbonnais, en suivant les plaines de la Limagne et le cours de l'Allier, c'est-à-dire l'emplacement primitif d'un lac immense, lac d'eau douce dont les limites anciennes sont assez difficiles à préciser, mais dont les traces se retrouvent dans toute la contrée dont nous parlons.

Aujourd'hui, par toute cette vallée riante et productive, l'eau, minéralisée dans les profondeurs de la terre, se fait jour sur les deux rives de l'Allier, dans le lit même de la rivière, par une infinité de sources naturelles qui se rencontrent tantôt à peine perceptibles, au bord d'un chemin, au milieu d'une prairie, tantôt coulant à flots comme à Vichy, offrant dans quelques points, comme à Saint-Allyre en Auvergne, comme aux Célestins à Vichy, d'énormes dépôts, des rochers tout entiers, en témoignage de l'incroyable abondance avec laquelle, en des temps reculés, elles se précipitaient à a surface du sol.

Eh bien! toutes ces sources, naturelles ou artificielles, c'est-à-dire obtenues récemment par des forages artésiens, présentent la même composition, prédominance d'acide carbonique et de soude, puis acides sulfurique, chlorhydrique, sulfhydrique, chaux et magnésie, et traces de fer; le tout, chose remarquable, en des proportions presque identiques. Elles varient seulement, ces sources multiples, en température, suivant sans doute le trajet qu'elles auront parcouru dans des couches refroidies du sol, et aussi par la prépondérance relative de quelques produits, tels que le fer, le soufre, ou la matière organique, suivant sans doute la nature des terrains qu'elles auront parcourus.

Nous n'avons pas à étendre cette étude au delà de Vichy même, et de quelques accessoires intéressants, tels que Hauterive, Vaisse, etc.; mais nous devions signaler la richesse de ce pays, dans une aussi grande étendue, en produits identiques; à ce point que, partout où l'on fore un puits artésien, on trouve de l'*eau de Vichy*, remarquable en même temps, et parce que les sources les plus éloignées nous offrent une composition générale identique, et parce que les sources les plus rapprochées présentent des applications médicales différentes, dont on trouve ou non l'explication dans quelque particularité chimique.

« Partout où l'on a sondé, dit M. Dufrénois, inspecteur général des mines, dans un rapport (inédit) adressé en 1852 au ministre de l'agriculture et du commerce, sur le régime des eaux de Vichy, partout où l'on a sondé dans une étendue d'environ 10 kilomètres autour des sources de Vichy, on a trouvé des sources alcalines gazeuses, analogues à celles de Vichy. Il y a donc dans ce bassin une quantité d'eau minérale considérable. Les sondages ont appris que ces différentes sources sortent toutes du terrain d'alluvion qui couvre la vallée de l'Allier; ils ont été arrêtés à une couche argileuse rougeâtre, paraissant régner partout au même niveau, et divisant le terrain d'alluvion en deux parties. La sonde, après avoir traversé cette couche, a en effet constamment rapporté des sables analogues à ceux de la partie supérieure. On peut donc considérer le terrain d'alluvion, situé au-dessous de la couche argileuse, comme formant une espèce d'éponge qui reçoit les eaux minérales de la cheminée d'ascension, et les transmet à la surface, soit par des puits artésiens naturels, comme le Puits-Carré, soit par les ouvertures tubulaires qu'on pratique dans sa masse au moyen de forages.

« Cette disposition des eaux minérales de Vichy diffère essentiellement de celle des eaux minérales des pays de montagnes, notamment des Alpes, des Pyrénées, du Mont-Dore, des Vosges. Celles-ci sortent directement des roches cristallines; on peut, par conséquent, par des galeries souterraines, en général de peu d'étendue, arriver à leur origine, cerner les divers filets par des bétonages convenablement disposés, les réunir et les capter.

« Nul doute que les eaux de Vichy ne présentent une disposition analogue, qu'elles ne soient amenées des profondeurs d'où elles proviennent par une cheminée traversant les terrains cristallins qui dominent Vichy. Mais cette cheminée, au lieu de déboucher sur les pentes des montagnes voisines, a son orifice au fond de la vallée : elle verse ses eaux dans le terrain d'alluvion qui la recouvre, et dont l'épaisseur, d'après certains sondages, est supérieure à 150 mètres; on ne peut donc suivre à Vichy les méthodes de recherche et de captage qui ont si bien réussi dans d'autres localités.

« Le peu de cohérence des éléments du terrain d'alluvion
commande, en outre, de n'entreprendre de travaux sur les
sources qu'avec une grande circonspection ; des mouvements
trop brusques, qu'on opérerait dans la partie de la cheminée
qui traverse ce terrain, pourraient en dégrader les parois et
l'obstruer avec ses propres débris. On doit ajouter que le
terrain d'alluvion, composé de grains de sable mélangés
avec de l'argile ocreuse, est poreux, et que l'eau y circule
avec facilité dans toutes les directions..... »

M. Bouquet, qui a bien voulu nous communiquer son remarquable travail sur les eaux de Vichy, travail dont un ex-
trait seulement a été publié, considère les sources de Vichy
comme le centre véritable de cet immense foyer, d'où jaillissent incessamment des eaux chaudes, tenant en dissolution les composés salins que nous énumérerons tout à l'heure,
sortant des porphyres ou des roches volcaniques et basalti-
ques, et s'épanchant dans les assises inférieures du terrain
tertiaire, pour constituer ainsi, par des canaux multiples, le
bassin hydrologique de Vichy.

« Il n'est pas douteux d'ailleurs, ajoute-t-il, que ces eaux
thermales n'aient leur point de départ au-dessous du terrain
lacustre et ne soient réellement de *formation* géologique,
comme les roches cristallisées auxquelles elles paraissent
réellement subordonnées. Elles ne prennent presque rien
aux couches argileuses ou calcaires supérieures, et y forment au contraire un dépôt concrétionné, s'isolant ainsi
par un canal à parois solides, empruntées à leur propre sub-
stance. Il n'est d'ailleurs pas moins digne de remarque qu'a-
près avoir traversé les porphyres, elles apportent au jour
quinze ou vingt fois plus de soude que de potasse, tandis
que, dans la composition de ces roches cristallisées, le poids

2.

de cette dernière est au moins égal au quart de celui de la
soude. »

La proportion des substances salines extraites de l'intérieur de la terre par l'ensemble des eaux minérales du bassin de Vichy, étonne l'imagination. Elle est évaluée par
M. Bouquet à 5,102 kilogr. par vingt-quatre heures, soit
1,861,230 kilogr. par année. Les rivières voisines, et notamment l'Allier, reçoivent la presque totalité de ces substances
salines; seul l'acide carbonique provenant de la décomposition des bicarbonates, ou dissous à l'état de liberté par les
eaux, se répand dans l'atmosphère et va au loin alimenter
la végétation.

« L'origine géologique de ces eaux minérales, ajoute notre
savant collègue, que l'on ne saurait trop citer désormais dès
qu'il s'agit de la constitution chimique de Vichy et de ses
environs, explique suffisamment la remarquable permanence
de leur composition chimique; cette permanence, toutefois,
ne peut pas être éternelle; intimement liée à l'existence des
phénomènes qui en sont les causes premières, elle doit varier avec leur intensité. On doit donc s'attendre à voir dans
l'avenir la température et la minéralisation des sources de
Vichy décroître lentement; mais, sans prétendre prévoir ici
l'époque à laquelle elles cesseront de jaillir ou ne donneront
plus que des eaux douces, on peut hardiment affirmer que
de pareils changements exigeront une suite de siècles com-
parable aux périodes géologiques, et que, par conséquent,
des milliers d'années s'écouleront encore avant que des modifications profondes ou même des changements appréciables se manifestent dans la constitution chimique ainsi que
dans la température de ces eaux minérales. »

M. Bouquet a fait encore une étude intéressante des dépôts
que les eaux minérales de Vichy laissent dans les parties

meubles du sol en les traversant, dans les tuyaux qui servent à les conduire, et dont un immense échantillon se redresse, sous nos yeux, au-dessus de la source des Célestins.

« Si le dégagement du gaz est rapide, dit-il, le dépôt est plus ou moins incohérent; il est au contraire dur et cristallisé quand le dégagement est gêné par quelque obstacle. C'est à cette dernière circonstance qu'il faut très-probablement attribuer l'origine des dépôts dont on a souvent constaté l'existence autour des sources. L'un d'eux a formé autour du Puits-Carré une couche toute récente d'un travertin aragonitique, qui ne diffère en rien de celui des Célestins; un second banc, tout à fait semblable, est encore en place et fait marche d'escalier dans l'établissement de bains de l'Hôpital; enfin les fouilles exécutées dans ces dernières années autour des sources minérales, ont mis à découvert de larges empâtements d'un dépôt calcaire, amorphe et bitumineux, à la fontaine Lucas, cristallisé à la Grande-Grille, renfermant l'un et l'autre une proportion notable d'argile et de sable évidemment empruntée au sol environnant. »

Les concrétions planes et de quelque étendue sont toujours horizontales. Le rocher des Célestins frappe au contraire les yeux par sa situation verticale. « Il est cependant impossible, fait remarquer un des plus savants géologues de l'Europe, sir Roderick Murchison, en l'absence même des traces de rupture et de dislocation que l'on rencontre, d'imaginer que ces masses aragonitiques verticales aient pu se déposer ainsi, depuis que la constitution géographique actuelle de la contrée s'est trouvée fixée et déterminée; car leur sommet est aussi élevé que le sol peut l'être dans tout leur voisinage. Ces eaux eussent-elles été élevées comme par une

sorte de *jet d'eau* à une pareille hauteur, que la nature elle-
même eût été impuissante à ranger leur dépôt sous cette
forme verticale, sur une longueur de 250 *yards* (1). »
M. Bouquet pense que, originairement déposée comme toutes les autres dans un terrain meuble, la roche des Célestins, déchaussée sans doute par l'action érosive des eaux
pendant le creusement de la vallée, et ne se trouvant plus
soutenue, a dû se rompre en basculant.

(1) Sir Roderick Impey Murchison, on the slaty rocks of the
Sichon and on the origin of the mineral springs of Vichy *(from the
quarterly Journal of the geological Society of London*, 1851, vol. VII).

LETTRE III.

———◦◦◦◦———

SOURCES.

Les sources du bassin de Vichy. — Leur température. — Leur composition chimique.

M. Bouquet signale seize sources parmi celles qui appartiennent au bassin de Vichy : il y a ajouté l'étude de quelques sources distantes de plusieurs kilomètres, quelques-unes même de vingt à trente, telles que celles de Chateldon et de Médague, assez analogues de composition et même d'origine avec les précédentes.

Si nous négligeons les sources de Cusset, nous en trouvons treize, qui se rattachent directement au régime des eaux de Vichy : le Puits-Carré, le Puits-Chomel, la Grande-Grille, la source Lucas, l'Hôpital, les Célestins, la nouvelle source des Célestins, les sources de Saint-Yorre, la source Lardy ou de l'Enclos des Célestins, la source Brosson, dite *du Parc*, de Mesdames, de Vaisse et d'Hauterive. Les huit premières sont naturelles, les cinq dernières ont été obtenues depuis peu par des forages artésiens (1).

Les sources de Vichy même (*vicus callidus*), d'après une de ses étymologies, sont toutes thermales, et seulement les sources naturelles.

La source la plus abondante, le *Puits-Carré*, uniquement employé pour les bains et les douches, nous a donné 45°, (M. Bouquet ne lui en attribue que 44), et le *Puits-Chomel* 44. La *Grande-Grille*, qui ne nous avait jamais offert que 31-32°, s'est élevée, par suite des travaux récents qui en ont considérablement augmenté le volume, à 41°, retrouvant ainsi, par une circonstance inattendue, la température qu'elle avait présentée, il y a environ un siècle, à Lassone. L'*Hôpital* est à 30°,8, la source *Lucas* à 29°,2. Le *Puits-Lardy* a 23°, 6, et la source *du Parc* 22°,5, le puits intermittent de *Vaisse*, 27°,8. Ces sources, les plus chaudes de tous les forages artésiens, possèdent, on le voit, une thermalité relative.

Les eaux de Vichy renferment, comme toutes celles de ce genre, des principes volatils et des principes fixes.

Les principes volatils sont, M. Bouquet n'y ayant retrouvé ni oxygène ni azote, l'acide carbonique et l'hydrogène sulfuré. Les autres ne doivent même être considérés comme fixes que dans de certaines limites.

Une partie de l'acide carbonique, en excès dans l'eau minérale, se dégage dès que celle-ci apparaît à la surface du

(1) Les sources suivantes ne coulent pas à Vichy même; nous en ndiquerons la distance approximative :

Source de *Mesdames*, à trois kilomètres de Vichy ;
Source de *Vaisse* (intermittente), à un kilomètre ;
Source d'*Hauterive*, à cinq kilomètres ;
Source de *Saint-Yorre*, à six kilomètres.

sol; sans doute même l'existence de cet acide carbonique libre n'est-elle pas étrangère aux phénomènes de migration et de combinaisons que ces eaux peuvent avoir à subir au sein de la terre. C'est le bouillonnement de ce gaz qui, joint à la sensation de chaleur que procure une eau à 45°, émerveillait madame de Sévigné, laquelle voyait une rose trempée dans la source minérale conserver sa fraîcheur, alors qu'elle se flétrissait dans l'eau bouillante. Une fois l'excès de ce gaz disparu, au bout de peu d'instants, et nous verrons plus loin que cette première modification de l'eau minérale n'est pas sans importance, on n'aperçoit plus que quelques bulles très-fines se détacher du fond du verre. Mais l'eau conservée même à l'abri du contact de l'air, il arrive par le refroidissement et par un phénomène de décomposition spontanée, qu'une autre partie de gaz, non plus libre comme la première, mais combinée avec les principes fixes, s'en sépare, et les moins solubles de ces derniers, le fer en particulier, se précipitent et se déposent sur les parois du récipient. Aussi les eaux qui sortent du sol refroidies, se conservent-elles mieux que toutes les autres; aussi chaque jour ajoute-t-il à l'altération des eaux transportées.

Nous avons parlé d'hydrogène sulfuré parmi les principes volatils des eaux de Vichy. Les analyses chimiques n'en parlent pas, parce que ce gaz y existe en trop faible quantité pour y être apprécié, ou plutôt encore parce qu'il n'existe plus dans les eaux transportées; mais, au sortir de terre, les sources en renferment. L'odorat ne peut s'y tromper, et M. Chevallier en a parfaitement reconnu l'existence. Les réactifs le décèlent cependant. Les gaz de la source du *Puits-Carré* noircissent en quelques heures une solution d'acétate de plomb, et M. Baudrimont a constaté, après Prunelle, l'existence de la *sulfuraire* autour de la source *Lucas*. Certaines sources des environs de Vichy exhalent à un degré plus prononcé encore l'odeur d'œufs couvis; la source d'*Hauterive* et la source *de Mesdames*, et une source intermittente encore qui tous les trois quarts d'heure vient, sur l'autre rive de l'Allier, jaillir en une nappe abondante mais passagère.

Cependant ce sont surtout les principes fixes qui constituent la spécialité chimique des eaux de Vichy, et d'abord le bicarbonate de soude, 5 grammes environ par litre, d'après les analyses de Lonchamp, et les analyses plus récentes de M. O. Henri, de M. Lefort et de M. Bouquet.

C'est à cette prédominance du bicarbonate de soude que nous devons toute la médecine chimique qui, depuis près de vingt ans, fleurit à Vichy, en dépit des préceptes sensés et des règles d'exactitude qui dirigent ailleurs la thérapeutique contemporaine, et en dépit aussi des lumières que la chimie organique est venue répandre sur les obscurs phénomènes dont l'organisme est le théâtre. Séduit par la simplicité apparente, mais décevante, de quelques expériences de laboratoire qu'on s'est plu à reproduire en pensée dans le sein de nos organes, on n'a plus aperçu dans l'eau de Vichy que le bicarbonate de soude, qu'une solution alcaline, et l'on a appelé la médication par les eaux de Vichy une médication *fluidifiante* ou *dissolvante*.

Si l'on attachait toujours aux mots, qui ont pourtant été imaginés pour cela, toute la signification qu'ils comportent, il y avait là de quoi faire fuir Vichy aux dix-neuf vingtièmes des malades qu'y attire l'espoir légitime d'y rétablir leur santé.

Il y a à Vichy un hôpital militaire qui reçoit à peu près exclusivement, officiers ou soldats, des malades provenant de notre armée d'Afrique. Les uns, après un court séjour qu'ils n'ont pu prolonger dans un tel climat sans en ressentir l'atteinte meurtrière, les autres, après un long temps qui n'a pas suffi à les acclimater, apportent ici les résultats de ce qu'on a appelé *cachexie africaine*. Diarrhée ou dysenterie, engorgement du foie ou de la rate, fièvres intermittentes actuelles ou passées, ces conditions pathologiques diverses laissent chez la plupart des traits identiques : teinte plombée de la face ou ictérique, bouffissure, anémie, enfin une apparence cachectique prononcée.

Qu'y a-t-il à *dissoudre* chez ces malades?

Un tiers environ des malades que des diverses parties de la France les médecins envoient à Vichy (233 sur 650 observations recueillies par nous-même et que nous avons sous les yeux), sont affectés de dyspepsie, de gastralgie ou d'entérite chronique.

Qu'y a-t-il à *fluidifier* chez eux?

Laissons donc là ces mots dépourvus de sens, ou plutôt pourvus de contre-sens, et poursuivons.

L'analyse, devenue classique, de Lonchamp, donne, sur un litre d'eau de la *Grande-Grille*, environ 5 gr. de carbonate de soude, et 1,50 gr. d'autres éléments ; ces derniers sont : le muriate et le sulfate de soude, environ 1/2 gr. chacun, puis des carbonates de chaux, de magnésie, de la silice et des traces d'oxyde de fer.

A quoi servent tous ces principes divers et chacun d'entre eux? Ils servent à faire de l'eau de Vichy. Et encore, réunissez dans une bouteille tous ces éléments, et parvenez à les dissoudre dans de semblables proportions, vous n'aurez pas de l'eau de Vichy : dussiez-vous y ajouter l'arsenic que M. Chevallier y a récemment rencontré, et même l'iode, la strontiane, le brome, l'alumine que M. O. Henri y a annoncés, mais qu'on n'a pu y retrouver dans une analyse plus récente faite à l'école des mines, vous n'auriez pas de l'eau de Vichy. Il est vrai qu'il y a encore une matière organique; mais la plupart de ces eaux ne paraissent en contenir qu'une faible quantité.

Pour ce qui est de l'iode en particulier, en existe-t-il dans les eaux de Vichy? La chose paraît vraisemblable, ne fût-ce qu'aux dépens de la matière organique. En effet, les matières organiques des eaux minérales, si nous ne nous trompons, renferment toujours de l'iode; M. Fontan le pense ainsi, et M. Thénard nous a exprimé la même opinion. Or, ces matières organiques ne peuvent avoir puisé cet iode que dans l'eau minérale elle-même, et témoigneraient au besoin d'une subtilité plus grande que l'analyse chimique, à séparer l'iode des liquides où celle-ci ne parviendrait pas à déceler ce principe. M. O. Henri a vu de l'iode dans l'eau minérale de Vichy, M. Lefort aussi, M. Chatin aussi. M. Bouquet seul n'en a pas reconnu, et par conséquent n'en admet pas l'existence. Que fera-t-il contre trois? La Société d'*Hydrologie médicale de Paris* a nommé une commission dans laquelle tous ces habiles chimistes se trouvent réunis pour décider cette question : Existe-t-il de l'iode dans les eaux de Vichy?

Il y a longtemps, du reste, que Chaptal a fait le procès de toutes les eaux minérales artificielles. Mais si les eaux minérales naturelles n'agissaient qu'en vertu de principes dominants et opérant en vertu de procédés chimiques connus, ce seraient précisément les eaux minérales artificielles qui l'emporteraient.

Avouons donc nettement notre ignorance, lorsqu'il s'agit d'apprécier le mode d'action des eaux minérales dans le traitement des maladies chroniques. Reconnaissons que chacun des principes qu'y décèle l'analyse chimique y joue son rôle nécessaire. Tâchons sans doute de pénétrer le plus avant possible dans la recherche des rapports qui approprient la médication au malade : mais de cette étude pleine de doutes et d'incertitudes à une systématisation absolue, il y a encore tout un monde à parcourir. Ne transformons pas des hypothèses ingénieuses peut-être, des essais louables d'abord, en affirmations imprudentes et en doctrines impossibles. Il est un terrain, le seul sur lequel nous poursuivrons désormais ces études, c'est l'observation des modifications subies par l'organisme sain ou malade, sous l'influence de la médication employée : tel est, après tout, le seul guide possible dans le choix et l'application du remède. Si quelque faveur a accueilli nos premières recherches sur les eaux minérales, c'est uniquement à leur simple cachet d'étude et d'observation clinique que nous l'avons dû, car dès que nous nous sommes hasardé, nous aussi, à pousser plus loin et à chercher à systématiser dans un sens différent des autres, nous avons dû reconnaître l'incertitude et l'insuffisance de notre point de départ.

Reprenons le cours de notre exposition.

Les noms des principales sources de Vichy se sont assez vulgarisés pour que nous puissions entrer dans quelques détails sur chacune d'elles : il n'est point de médecin qui ne connaisse, de nom au moins, les sources de la *Grande-Grille*, de l'*Hôpital*, des *Célestins*, même les sources plus récentes de *Lardy* et d'*Hauterive*. Le lecteur pourra donc suivre avec intérêt ce que nous aurons à en dire. Nous allons du reste en ce moment passer rapidement sur leur sujet : nous y reviendrons prochainement plus au long en parlant de leur mode d'administration aux malades.

La division que nous avons proposée ailleurs, comme la plus naturelle et la plus pratique, de ces différentes sources, est la suivante : sources simplement alcalines, sources alca-

lines et ferrugineuses, sources alcalines et sulfureuses. Peut-
être la faible proportion d'hydrogène sulfuré qu'exhalent
ces sources ne mérite-t-elle pas cette dernière dénomination?
Mais nous ne faisons allusion ici qu'à des qualités relatives.

Les sources simplement alcalines sont celles de l'*Hôpital* et
de la *Grande-Grille,* thermales, et celle des *Célestins,* froide.

Entre l'*Hôpital* et la *Grande-Grille,* l'analyse comparative
des principes minéralisateurs n'établit aucune différence, ou
si peu, que nous n'en exprimerons pas ici les chiffres; un
peu plus de soude et de chaux dans la première que dans la
seconde, quelques milligrammes, ceci ne nous apprend rien.
La différence de leur température ne dépassait pas 4°, lorsque, par suite des travaux récents de captage qui y ont été
opérés sous la direction de M. François, la température de la
Grande-Grille s'est élevée à plus de 10° au-dessus de celle de
l'*Hôpital.* On ne saurait dire que ses propriétés thérapeutiques en soient très-notablement modifiées. Cependant, il
est des maladies, il est des constitutions aussi, auxquelles
une eau aussi chaude cesse d'être convenablement applicable; il y a d'autres circonstances où il est au contraire
avantageux de rencontrer une semblable température. Cependant nous verrons plus loin que l'une et l'autre ont des
applications propres, et dans lesquelles elles ne sauraient,
pour beaucoup de cas au moins, se remplacer mutuellement.
Voici la différence la plus notable que nous constatons :
c'est que l'eau de l'*Hôpital* contient une quantité beaucoup
plus considérable de matière organique. On sait qu'il n'est
pas aisé de doser cette dernière : aussi nous contentons-nous
d'énoncer le fait.

Nous ajouterons seulement que l'eau de l'*Hôpital,* autrefois beaucoup plus abondante que l'autre, fournit à un établissement spécial de bains, dont nous parlerons plus loin;

et que l'eau de la *Grande-Grille*, récemment accrue du reste, est celle qui, bien à tort, nous dirons ailleurs pourquoi, fournit la majeure partie de l'eau de Vichy bue à distance. L'eau de Vichy transportée, et sans désignation de source, c'est l'eau de la *Grande-Grille*.

L'eau des *Célestins* est froide, piquante, agréable au goût, et paraît contenir un peu plus de principes minéralisateurs que celle de la *Grande-Grille* et du *Puits-Carré*, mais un peu moins que les sources du *Parc*, d'*Hauterive* et de l'*Enclos des Célestins* (Bouquet). Cela porte du reste sur d'assez faibles proportions pour qu'on n'y attache pas une grande importance. Cette source, dont les dépôts prodigieux ont soulevé de vastes rochers au-dessus du faible jet qu'elle nous offre aujourd'hui, est de beaucoup la moins abondante des sources de Vichy, et semble menacer de disparaître, ce qui, vu le peu d'eau qu'elle fournit, ne serait pas une grande perte, si toutefois les projets relatifs à *Hauterive* se trouvaient mis à exécution, et que cette belle source fût amenée, avec succès, à Vichy même.

Les sources ferrugineuses viennent ensuite : elles sont froides ou à peu près; c'est la source *Lardy* et la source d'*Hauterive*, toutes deux connues depuis peu d'années seulement. La source *Lardy* est à Vichy même, une précieuse acquisition du reste. Elle est la première de toutes les sources de Vichy (celle d'*Hauterive* non comprise), où le fer ait été dosé. M. Bouquet en a trouvé 13 milligrammes (de protoxyde) par litre d'eau, deux seulement dans la plupart des autres sources. Nous devons y ajouter la source de *Mesdames* (12 milligr.), que l'on s'occupe d'amener à Vichy même, d'une distance de deux à trois kilomètres.

La source d'*Hauterive* est moins ferrugineuse que les précédentes, et la saveur d'encre y est moins prononcée (8 mil-

3.

ligr. de protoxyde de fer par litre d'eau), mais elle renferme la proportion la plus élevée d'acide carbonique. Nous
y reviendrons plus loin en parlant du choix à faire de l'eau
de Vichy transportée. *Hauterive* est, à proprement parler,
une source de Vichy, bien qu'elle en soit distante d'environ
5 kilomètres. Nous ferons remarquer que les seules sources
de Vichy qui méritent le nom de ferrugineuses sont dues
à des forages artésiens.

Les sources sulfureuses sont : la source *Lucas*, le *Puits-
Carré* et le *Puits-Chomel*.

Toutes ces sources sont faiblement, mais sensiblement hy-
drosulfurées. L'une d'elles, la source *Lucas*, s'appelait, au
temps où l'on nommait chaque chose par son nom, *source
des Galeux*. Cette dénomination quelque peu brutale a sans
doute une signification pratique; cependant nous dirons
plus loin que nous n'avons pas, par nous-même du moins,
de raison de croire qu'on puisse tirer un grand parti de cette
spécialité.

La source du *Puits-Carré* se trouve rangée ici par exactitude; mais quand son eau, exclusivement consacrée à l'usage
externe, arrive dans les baignoires après avoir traversé les
pompes ou séjourné dans les réservoirs, elle nous paraît assez
dépouillée d'hydrogène sulfuré pour qu'il n'y ait plus à
s'occuper de ce principe.

Il n'en est pas de même de la source *Chomel*, petit filet
d'eau d'une température élevée, à 44°, et dont les applications sont plus directement en rapport avec sa composition.

On trouvera, à la fin de ce volume, les tableaux analytiques de M. Bouquet. Ces tableaux nous paraissent devoir
être désormais substitués à ceux de Lonchamps, considérés
jusqu'ici, à juste titre du reste, comme classiques.

LETTRE IV.

———

L'ÉTABLISSEMENT THERMAL.

L'ancien établissement thermal de Vichy et le nouveau. — Jaugeage des sources. — Bains et douches. — Ce qu'il reste à faire à Vichy. — La source d'Hauterive et la nouvelle source des Célestins. — Piscines et bains de vapeur.

L'établissement thermal de Vichy avait été construit en 1829, dans la prévision d'avoir à fournir de 45 à 50,000 bains par saison, au maximum. En 1833, on n'en donnait encore que 19,000; ce nombre avait atteint 74,000 en 1850, et dépassé 100,000 en 1853.

Les événements politiques, la difficulté qu'éprouve toujours l'État à administrer lui-même des établissements de cette nature, l'étendue des travaux devenus indispensables pour la conservation même de Vichy, n'avaient permis d'apporter aucun changement au régime de cet établissement thermal. Il serait inutile d'insister sur les conséquences de cette espèce d'abandon. L'impossibilité pour beaucoup de malades d'aborder seulement le traitement thermal, la nécessité de prendre des bains au milieu de la nuit, l'obligation de renoncer presque complétement à l'emploi des douches, à cause de leurs dispositions vicieuses et de l'insuffisance de l'eau minérale, l'addition excessive de l'eau douce à l'eau thermale, et bien d'autres abus contre lesquels la direction, personnellement active et éclairée, de l'établissement thermal se trouvait désarmée, tels en étaient les principaux résultats.

Tout cela n'était que trop connu; personne, soit dans le monde, soit parmi les médecins, n'ignorait les conditions déplorables où était tombé l'établissement thermal de Vichy, et beaucoup de nos confrères hésitaient à envoyer leurs malades chercher au loin un traitement qu'ils ne pourraient peut-être exécuter, ou dont la sincérité n'était pas suffisamment reconnue.

Il n'en saurait plus être ainsi désormais. Par la loi du 18 juin 1853, le gouvernement a abandonné à des concessionnaires, pour un laps de temps de trente-trois années, l'exploitation des thermes de Vichy, à des conditions exprimées dans un cahier des charges qui garantit à la fois les intérêts du Trésor et ceux de la santé publique; c'est ainsi qu'il s'est réservé le droit exclusif des travaux relatifs à l'aménagement des eaux, à l'entretien et à la conservation des sources.

Les travaux exécutés à Vichy ont déjà changé radicalement l'aspect de la ville des Bains. Nous jetterons un coup d'œil sur l'ensemble de la réorganisation accomplie; l'exposé de ce que possède l'établissement thermal de Vichy nous amènera tout naturellement à parler de ce qui lui manque.

Se procurer de l'eau minérale en proportion suffisante pour satisfaire aux besoins actuels du service et à de futures exigences faciles à prévoir, tel était d'abord le problème à résoudre, celui de la solution duquel le sort de Vichy sem-

blait absolument dépendre; car le reste ne concernait plus
que de simples questions d'installation.

Déjà, en 1850, nous avions eu l'occasion, à propos d'un
rapport de M. O. Henri sur la source Brosson, d'exprimer
devant l'Académie de médecine que ce n'était pas l'eau minérale qui faisait défaut à Vichy, mais bien l'existence de
moyens suffisants de captage et d'aménagement des eaux.

On a pu se faire une idée, par les détails que nous avons
exposés dans une précédente lettre, des richesses incalcu-
lables que le bassin de Vichy renferme en eaux minérales;
mais il faut pouvoir les utiliser. Tous les hommes du métier
savent les graves inconvénients qu'il pourrait y avoir à multiplier les sondages, au moyen desquels on semble à peu près
assuré de se procurer autant de sources minérales qu'on le
voudrait; tout ce qui peut être de nature à altérer en quelque chose le régime des eaux existantes doit être absolument
prohibé. Ceci est élémentaire en matière de protection des
eaux minérales, bien qu'oublié par la loi jusqu'à ces jours-ci,
que la législation se propose enfin d'assurer à cette précieuse
propriété de l'hygiène et de la santé publiques, la protection
qui n'est refusée à aucune industrie des plus modestes et
des moins utiles.

D'un autre côté nous avons également rappelé, d'après
M. Dufrénois, les difficultés qui s'attachent aux travaux dont
les sources existantes peuvent devenir l'objet. Ces difficultés, auxquelles bien d'autres devaient accidentellement s'a-
jouter, telles que l'irruption de masses d'eau d'un volume
et d'une force prodigieuses, l'accumulation du gaz acide carbonique dans les travaux souterrains, la présence de dépôts
cristallins énormes qu'il a fallu briser avec la hache, etc.,
ont été surmontées avec un bonheur extrême par M. François, ingénieur en chef des mines, dont l'habileté connue et

l'expérience toute spéciale ne devaient pas tromper la confiance qu'elles avaient inspirée.

Il serait trop long d'entrer ici dans le détail des travaux intéressants auxquels a donné lieu le captage nouveau des sources de Vichy. Nous nous contenterons d'exposer les résultats obtenus.

Ces travaux n'ont encore porté que sur trois sources :

La Grande-Grille;
Le Puits-Carré;
La source Lucas.

Nous sommes en mesure de donner ici le jaugeage officiel de ces sources, sous la responsabilité de M. François, et tel que cet habile ingénieur vient de nous le communiquer. Les chiffres que l'on va lire rectifieront, soit en plus, soit en moins, ceux que nous avions donnés dans une notice publiée l'année dernière, dans la *Gazette hebdomadaire de médecine et de chirurgie,* sur la *Réorganisation de l'établissement thermal de Vichy*.

La *Grande-Grille* fournissait 6,000 litres par vingt-quatre heures. Elle donne aujourd'hui, à 3^m,30 au-dessous du sol, 98,064 litres, et à 0^m,935, 63,432 litres. C'est à ce dernier point que son émergence reste fixée. Son trop plein, dans le jour, sera donc l'écoulement de 32,211 litres, moins la buvette, et la nuit, par la bonde de fond, de 49,032 litres (1).

---

(1) Par une circonstance remarquable et inattendue, bien que l'explication en soit facile à trouver, l'eau de la *Grande-Grille,* qui n'était qu'à 31°, s'est élevée, par suite des travaux qui en ont augmenté le volume dans une proportion extraordinaire, à 41°,80, retrouvant ainsi la température qu'elle avait présentée, il y a environ un siècle, à Lassone.

Le *Puits-Carré* donnait entre 177,000 et 189,000 litres par
vingt-quatre heures; il en donne aujourd'hui 212,544 litres,
à 2ᵐ,92 au-dessous du sol.

La source *Lucas,* dont le produit était évalué à 81,000 litres, en fournit actuellement 52,747 à l'orifice du puits, et
105,000 au bas du puits.

On a dû réserver pour une campagne prochaine les travaux
relatifs à la source de l'*Hôpital,* une de celles dont le captage
est certainement le plus imparfait, et dont le débit actuel
est de 65,750 litres. Il est permis d'espérer qu'il sera considérablement accru.

Si nous ajoutons à cela la source du *Parc* (ci-devant source
Brosson), laquelle donne, d'une manière intermittente et irrégulière, il est vrai, 50,000 litres par jour, nous trouvons
pour tota

Grande-Grille. . .	81,243 litres,
Puits-Carré	212,544
Puits-Lucas. . . .	105,000
Hôpital.	65,750
Source du Parc.. .	50,000
	524,537 litres.

Voici maintenant à quel service on doit fournir, avec cette
proportion d'eau minérale.

Il n'existait en 1853 que 92 baignoires au grand établissement, 25 à l'hôpital, et 3 piscines, dont 2, exclusivement
consacrées à l'assistance, pouvaient recevoir de 25 à 30 malades chacune, et la troisième de 12 à 15 seulement. C'est
avec ce matériel insuffisant qu'il avait fallu donner jusqu'à
1,600 bains dans une journée.

Dans la saison de 1854, l'établissement thermal a pu disposer de :

172 baignoires au grand établissement.
32 à l'Hôpital.
24 consacrées à l'assistance, dont le service est désormais séparé.

228

Ce chiffre, à raison de 9 bains par jour, les nouveaux règlements ne permettant pas d'administrer les bains avant cinq heures du matin, ni après six heures du soir, donne 2,052 bains par jour.

Les baignoires cubant environ 300 litres, chaque bain réclame en moyenne 150 litres d'eau minérale; en effet, l'eau de Vichy renferme, pour un litre, de 7,800 à 9 grammes de principes minéralisateurs, dont sensiblement 5 de bicarbonate de soude. On comprend dès lors que l'addition d'au moins moitié d'eau douce soit généralement indispensable; car chaque bain renfermera encore près de 1,000 grammes de principes minéralisateurs, dont 750 de bicarbonate de soude, sans compter les gaz encore en dissolution, et il n'est guère de malades qui puissent supporter des bains quotidiens à dose plus élevée.

Or, si les 2,052 bains absorbent par jour 307,800 litres d'eau minérale, il en restera pour la buvette et le service des douches 266,200.

La proportion d'eau nécessaire pour la buvette peut être considérée comme à peu près insignifiante, relativement à ce chiffre de 266,200 litres. Car en prenant deux suppositions exagérées, 2,500 malades, buvant chacun 2 litres d'eau minérale par jour, cela ne ferait que 5,000 litres; et encore un très-grand nombre de malades boivent l'eau des Célestins, de la source *Lardy* ou de la source de *Mesdames*, dont le débit n'a pas été compris dans l'énumération précédente.

Il nous reste à parler des douches.

On ne paraît pas s'être fait aucune idée, dans l'organisation primitive de l'établissement thermal de Vichy, des services que peuvent rendre les douches dans le traitement des maladies qui s'y rencontrent le plus communément.

Quatre cabinets de douches froides, sombres et humides, munis des appareils les plus imparfaits, alimentés par une eau d'une température uniforme de 40 à 45 degrés, c'est-à-dire beaucoup trop élevée dans un grand nombre de cas, telles étaient les uniques ressources que nous offrait l'établissement, sous ce rapport, et encore la pénurie d'eau rendait-elle fort souvent impossible d'en user.

Une des lettres suivantes sera consacrée à l'étude des douches de Vichy, et de leur utilité thérapeutique. Nous nous contenterons d'avancer ici, comme une proposition basée sur une étude très-attentive et une certaine expérience de la question, qu'un système de douches bien organisé à Vichy doit trouver une application utile chez le sixième des malades.

Si nous supposons 2,100 bains à donner par jour, c'est-à-dire 2,100 malades, nous pourrons évaluer à 350 environ le nombre de ceux chez qui les douches se trouveront indiquées, sous une forme quelconque. Mais les douches ne se prennent pas quotidiennement comme les bains. Le nombre que chaque malade en réclame varie beaucoup. Une douche pour trois bains représente certainement la proportion la plus élevée que nous puissions admettre, ce qui porterait à 120 par jour le nombre de douches à administrer.

Il sera facile de satisfaire à ce service au moyen de douze appareils de douches qui viennent d'être installés au grand établissement, huit douches locales annexées aux baignoires, et quatre grandes douches. Nous préférerions une proportion inverse relativement à la destination spéciale de ces différents appareils; mais on pourra augmenter le nombre des grandes douches, si l'expérience, comme nous le pensons, en démontre la nécessité.

Quant à l'eau minérale nécessaire à l'alimentation de ces douches, dussions-nous fixer à une proportion correspondant à trois bains la dépense d'une douche, ce qui n'est exact que pour les grandes douches, nous trouverions un chiffre, pour 120 douches, de 108,000 litres, si l'on emploie l'eau minérale pure; de 54,000, si l'on fait usage d'eau minérale coupée avec de l'eau douce. Le chiffre le plus élevé laisserait encore disponibles environ 150,000 litres d'eau minérale pour l'usage des douches ascendantes, etc.

Nous pourrions ajouter que ces douches viennent d'être établies dans les conditions les plus satisfaisantes, sous le double rapport de l'application médicale et du confortable. Aux six appareils de douches ascendantes qui existaient à l'*Hôpital*, on en a ajouté quatre au grand établissement, dans des conditions d'appropriation plus convenables qu'elles n'en avaient présenté jusqu'ici.

Si nous ajoutons à ces travaux le transport, à l'établissement thermal lui-même, de la source ferrugineuse de *Mesdames*, qui en était éloignée de 2 kilomètres, l'installation d'une prise d'eau sur l'Allier, travail d'une haute importance, — car l'eau douce ne faisait pas moins défaut que l'eau minérale elle-même, — l'établissement d'une buanderie, d'un séchoir, nous aurons à peu près énuméré les résultats obtenus jusqu'à ce jour.

Mais une partie de ces travaux, ceux au moins relatifs au développement des moyens balnéatoires, ne sont que provisoires. De vastes constructions doivent s'élever à Vichy, et nous espérons que, par leur caractère autant que par leurs aménagements, elles réaliseront l'idée d'un établissement thermal modèle.

Qu'il nous soit permis d'émettre à ce sujet quelques conseils.

On a trop vécu jusqu'ici sur cette idée que les eaux minérales constituaient de véritables médicaments spécifiques qu'il suffisait d'introduire, par une voie quelconque, dans l'économie, généralement en plus grande proportion possible, pour en obtenir les effets attendus.

Il est loin d'en être ainsi. On peut établir, comme fait général, que l'action des eaux minérales dépend en grande partie de leurs modes d'administration, et que plus on multiplie ces derniers, plus on ajoute à leurs propriétés thérapeutiques, plus on étend le champ des indications auxquelles les eaux peuvent satisfaire. Ceci est aussi vrai des eaux de Vichy, que leur composition chimique range au nombre des plus médicamenteuses, que de ces eaux salines dont le degré de saturation chimique paraît dépasser à peine celui de certaines eaux douces, et dont les propriétés thérapeutiques effectives semblent au premier abord devoir être artificiellement obtenues, plutôt qu'elles n'appartiendraient à la nature de l'eau thermale elle-même.

Pour nous donc, la valeur d'un établissement thermal se mesure surtout par la multiplicité des moyens mis à la disposition du médecin pour réaliser les indications qu'il poursuit. Ce n'est jamais sans étonnement que l'on considère le grand nombre d'affections morbides diverses qui trouvent dans l'emploi d'une même eau minérale des chances à peu près égales, ou de guérison, ou de ce degré d'amélioration qui, dans le plus grand nombre des maladies chroniques, est la seule guérison possible. Il ne faut pas que l'on s'imagine trouver toujours dans des conditions de diathèse, d'étiologie, de constitution physiologique, une explication à ce fait surprenant. Les malades auxquels les eaux de Vichy, par exemple, offrent les ressources les plus certaines et les plus étendues, ne nous offrent-ils pas les types les plus opposés, chez les graveleux à tempérament sanguin ou à constitution athlétique, les dyspeptiques, chez qui le système nerveux paraît avoir revêtu une prédominance exclusive, enfin chez les individus atteints d'affections du foie, et qui multiplient sous nos yeux toutes les formes du tempérament bilieux et de la constitution hépatique?

Comment applique-t-on un traitement, en apparence identique, à tant de conditions diverses? C'est en en modifiant le plus possible les modes d'application. La nature s'y est prêtée elle-même en fournissant, sur un espace restreint, le même médicament, sous une température froide, tiède ou élevée, ici chargé de matière organique, là combiné avec une quantité notable de fer, ailleurs dégageant une certaine proportion d'hydrogène sulfuré. A ces ressources variées offertes par la nature, l'art en a bien d'autres à ajouter : ainsi pour les bains, la durée, la température, la proportion d'eau minérale; pour les douches, les infinies variétés de formes, d'intensité, de siége, etc., sous lesquelles elles peuvent être usitées, et qui toutes répondent à une indication spéciale, qu'il ne sera jamais indifférent de confondre avec une autre.

Tel est l'ordre d'idées qui devra dominer l'aménagement définitif de l'établissement thermal de Vichy, maintenant que l'on n'a plus de doutes à conserver touchant l'étendue des ressources dont cet établissement peut disposer en fait d'eau minérale.

On peut dire que, sous ce rapport, en effet, les ressources

de Vichy paraissent en quelque sorte infinies. A peu de distance de Vichy se trouve la source d'*Hauterive*, dont le débit
était, de 1843 à 1847, de 86,000 litres par 24 heures. Le
16 septembre 1854, M. François débarrassait l'orifice de la
source, d'une sorte d'étranglement qui en réduisait notablement le diamètre, et, trois jours après, la source donnait
104,342 litres. Alors que l'on ignorait encore les importants
résultats que devaient fournir les travaux de captage entrepris, pendant l'hiver de 1853-1854, sur les sources dites de
l'État, on avait préparé un travail complet sur la conduite de
ces eaux à Vichy même. Cette opération, devenue moins pres-
sante aujourd'hui, mais à laquelle l'affaiblissement incessant
de la source des *Célestins* ne tardera peut-être pas à donner une
opportunité nouvelle, reste toujours comme un moyen assuré
de fournir aux exigences nouvelles qui pourraient survenir.
Il est vrai qu'on a découvert récemment, à côté de la source
des *Célestins*, une source aujourd'hui connue sous le nom de
Nouvelle Source des Célestins, fournissant actuellement par
jour 3,400 litres à 12°, et que l'on a crue d'abord tout à fait
propre à remplacer la précédente. Mais une circonstance
nous frappe dans l'analyse que M. Bouquet a faite de cette
source, c'est sa qualité ferrugineuse. Cette source serait la
plus ferrugineuse de Vichy, et voici dans quelle proportion :

Nouvelle source des Célestins.	0,020	de protoxyde
Source Lardy ou de l'Enclos des Célestins	0,013	[de fer.]
Source de Mesdames.	0,012	
Source d'Hauterive.	0,008	
Source des Célestins (ancienne). . . .	0,002	

N'ayant pas à revenir ultérieurement sur une eau qui n'a
pas encore été utilisée, nous devons insister ici sur une considération qui ne devra pas échapper dans les applications
que l'on fera de cette nouvelle eau minérale. Si la proportion

de fer indiquée par M. Bouquet persiste alors que cette source aura joui, pendant un certain temps, d'un libre écoulement au dehors, nous pensons qu'elle sera loin de convenir à la plupart des malades qui fréquentent aujourd'hui avec tant de succès la source des *Célestins*. Il est vrai qu'*Hauterive* est également plus ferrugineuse que les *Célestins,* mais dans une proportion assez inférieure pour pouvoir être négligée, sinon toujours, au moins dans le plus grand nombre des cas.

On voit, en résumé, que l'eau minérale, à Vichy, paraît devoir se trouver toujours en proportion suffisante pour les besoins, quelque étendue que ceux-ci puissent acquérir. Ajoutons que M. Dufrénois, dans le remarquable rapport dont nous avons cité plus haut un passage, a étudié avec beaucoup de soin les conditions qui permettraient d'exécuter avec sécurité de nouveaux et fructueux sondages autour de Vichy.

Nous indiquerons quelques points sur lesquels il est bon que l'attention de l'administration soit fixée, au sujet de l'extension que doit prendre la réorganisation complète de Vichy, afin qu'il soit donné satisfaction à tous les besoins de la médication thermale.

Nous parlerons d'abord des piscines dont il serait fort à désirer que les applications vinssent à se développer à Vichy, où nous ne les avons guère vues encouragées encore que par l'initiative de Prunelle, malheureusement fort insuffisante dans ses résultats, et par notre insistance personnelle, souvent réitérée, mais parfaitement stérile. La direction actuelle de l'établissement thermal a toujours manifesté, au sujet de l'installation des piscines à Vichy, une répugnance dont nous ne nous sommes jamais rendu compte, non pas, sans doute, sous le rapport de leur action thérapeutique, qu'elle ne se reconnaît pas apte à juger, mais sous tous les autres rapports.

Un des points cependant qui ont semblé ressortir le plus clairement de la discussion *sur les piscines*, à laquelle la *Société d'hydrologie médicale de Paris* a consacré l'an dernier plusieurs séances, est que : « les piscines peuvent être utilisées pour l'assistance publique. Elles simplifient beaucoup le service dans un établissement thermal, en y apportant une grande économie sous le rapport du matériel et du personnel.»

Quant aux avantages thérapeutiques qui peuvent leur appartenir, nous trouvons signalés, dans le résumé officiel de la discussion, comme les plus certains et les plus importants : « la prolongation du bain et la facilité de l'exercice dans le bain. La durée du bain, nécessairement limitée à un temps assez court, dans la baignoire, et par l'ennui, et par des inconvénients plus sérieux, peut être prolongée, suivant le besoin, dans la piscine. Par l'exercice, il faut entendre non-seulement la natation là où elle sera possible, une gymnastique appropriée là où elle se trouvera indiquée, mais encore la liberté des mouvements résultant de l'espace dont les malades peuvent disposer, et des déplacements qu'ils peuvent effectuer dans l'eau. »

La nature des maladies que l'on traite à Vichy n'exige pas que ce moyen balnéatoire y reçoive tout le développement qu'on a pu lui donner dans certaines eaux salines ou sulfureuses. Nous convenons, volontiers, que c'est le plus petit nombre des malades de Vichy qui réclament la piscine; mais, quelque faible qu'il fût, il ne faudrait pas qu'ils s'en trouvassent systématiquement privés. Nous signalerons, parmi ces malades, les individus cachectiques ou très-affaiblis, ceux affectés d'engorgements difficiles à résoudre, les femmes atteintes d'affection de matrice, etc.

Les dimensions à donner aux piscines, considérées d'une manière absolue, n'ont pas une grande importance. Une piscine de quelques mètres de diamètre sera plus avantageuse, si elle renferme peu de personnes, que les plus vastes bassins s'ils sont remplis de malades. Aussi, là où les ressources en eau thermale ne permettent pas de construire de vastes piscines, peut-on utiliser ce qu'on appelle *bains de famille* : ce sont de petits bassins destinés à six ou huit malades. Ces faibles dimensions permettent aux personnes qui se conviennent de se rapprocher, à celles qui veulent payer suffisamment, de se baigner seules ou à deux ou trois, dans une piscine, enfin permettent de mieux accommoder la température de l'eau aux convenances de ceux qui s'y baignent.

Nous considérons la question des piscines comme capitale dans le complément de la réorganisation projetée de l'établissement thermal de Vichy. Espérons qu'elle recevra une solution conforme aux vœux de la généralité des médecins, et aux besoins des malades.

Il serait également à désirer que l'on pût donner, quand l'indication s'en présente, des bains médicamenteux associés à l'usage des eaux de Vichy, sulfureux ou iodés, par exemple. Nous avons à plusieurs reprises émis des vœux pressants à cet égard. Il n'est pas un établissement de bains, dans une grande ville, où l'on ne trouve moyen d'accommoder les inconvénients inséparables d'un tel voisinage, à la nécessité de leur emploi dans certains cas déterminés.

Du temps de madame de Sévigné, Vichy possédait des bains de vapeur, ou étuves, dont la spirituelle marquise nous a laissé une peinture, peu flattée sans doute. Il est certain que l'indication des bains de vapeur, étuves, vaporarium, salles d'inhalation, ne se présente pas à Vichy

aussi communément que dans d'autres stations thermales ;
cependant nous ne comprenons pas qu'un établissement
aussi important, et fréquenté par un aussi grand nombre de
malades, se trouve dépourvu de moyens qui semblent devoir faire partie intégrante de toute médication thermale.

Nous reviendrons plus loin sur les indications qui peuvent en réclamer l'usage : contentons-nous d'émettre ici le
vœu que ceux de ces moyens qui peuvent rencontrer quelques applications à Vichy, y reçoivent le degré de développement qui leur appartient. Ce vœu sera inévitablement
satisfait, car nous savons que nous pouvons compter sur
l'intelligente et loyale direction que la Compagnie conces-
sionnaire de Vichy a déjà su imprimer à ses premiers travaux, pour donner satisfaction à tous les vœux des médecins,
c'est-à-dire à toutes les nécessités et à toutes les convenances
de la pratique médicale.

LETTRE V.

———

USAGE INTERNE DES EAUX.

L'usage de l'eau minérale doit être formulé comme celui de tout autre médicament. — Les différents modes d'administration des eaux peuvent être très-
diversement tolérés par les malades. — Applications pratiques de chacune
des sources de Vichy. — Aucune d'elles ne possède de propriétés spécifiques
qui la distinguent des autres.— Des doses auxquelles il faut prendre les eaux.

Nous supposons qu'éclairé sur les deux principales sources
d'indications qui peuvent déterminer l'emploi des eaux minérales, la composition chimique des eaux minérales elles-
mêmes et les résultats généraux de l'expérience acquise, un
médecin a conseillé l'administration du traitement thermal.
Il n'a pas encore fait plus que s'il avait conseillé un traitement par les toniques, par les antispasmodiques, par les
fondants. Il a donné une direction à suivre; il reste à formuler le traitement.

Ce mot *formuler* n'est guère usité en thérapeutique thermale. C'est un tort, et les médecins eux-mêmes croient trop

généralement avoir tout dit quand ils ont prescrit à un malade d'aller prendre les eaux à Vichy ou ailleurs. Il est vrai qu'ils s'en rapportent pour les détails aux médecins qu'ils savent chargés de l'administration des eaux. Mais ils suppléent volontiers de loin à cette intervention par quelque vague indication : vous boirez de telle source. Et le malade n'a même pas toujours besoin d'encouragement pour se traiter à sa guise, et diriger lui-même son traitement. Ceci est matériellement possible, parce que les eaux minérales représentent un médicament ordinairement facile à tolérer dans d'assez larges limites, mais n'est guère plus raisonnable que s'il s'agissait de toute autre médication. Cette sorte d'indifférence que l'on voit trop souvent affecter relativement à leur mode d'administration peut convenir à ceux qui ne croient pas à l'efficacité réelle et médicamenteuse des eaux minérales. Mais si l'on considère celles-ci à titre d'agent thérapeutique actif, et si l'on admet qu'elles introduisent dans l'économie des principes considérables et doués de propriétés certaines, quelle que soit l'idée que l'on s'en fasse, on ne saurait disconvenir de l'importance qu'il doit y avoir à les administrer de telle ou telle manière.

Nous allons entrer dans quelques détails à ce sujet. On verra combien le mode d'administration des eaux de Vichy doit varier suivant les individus et suivant les maladies, et le lecteur y trouvera peut-être des renseignements utiles touchant les ressources qu'offre l'emploi de ces eaux, et par suite touchant leurs indications.

Lorsqu'un malade doit prendre les eaux de Vichy, il s'agit de déterminer d'abord s'il prendra ces eaux en boisson et en bains, ou seulement sous l'une de ces formes; à quelle source et à quelle dose l'eau sera prise, et à quels moments de la journée; s'il devra faire usage de douches ascendantes ou de douches à percussion.

Nous allons suivre cet ordre dans l'exposé de ces différents modes d'administration du traitement; mais on voit que la formule de ce traitement n'est pas déjà si simple.

La très-grande majorité des malades doit prendre l'eau thermale à la fois en bains et en boisson. Mais il en est chez qui l'un ou l'autre de ces deux modes d'administration des eaux est formellement contre-indiqué.

Les bains de Vichy sont contre-indiqués à peu près dans les mêmes circonstances que les bains en général; ainsi la disposition aux congestions ou aux affections cérébrales de toutes sortes, l'existence d'une maladie du cœur, et en général de toute espèce d'affection fonctionnelle ou organique des organes thoraciques, ne permettent guère d'user prudemment de ces bains, de ces bains surtout qui favorisent plus que d'autres la tendance aux congestions encéphaliques ou thoraciques. Nous en dirons autant des anasarques considérables, des ascites, sauf le cas où l'épanchement séreux est manifestement le symptôme d'un engorgement du foie ou d'une tumeur, et encore ne faut-il procéder alors qu'avec une grande réserve. Il faut éviter encore les bains chez les femmes enceintes à qui on juge convenable de faire suivre un traitement thermal; j'ai observé un cas d'avortement qui ne reconnaissait pas d'autre cause. Il y a des goutteux qui demeurent incessamment ou pendant de longues périodes, sous l'imminence d'une attaque de goutte. Il y a des gouttes vagues, errantes, mobiles, toujours prêtes à se porter d'un point vers un autre, menaçant à la fois les jointures et les viscères. Nous redoutons dans les cas de ce genre l'usage des bains qui, par leur action sur la peau, la susceptibilité qu'ils y développent, la facilité avec laquelle ils déterminent quelquefois une fluxion vers les appareils profonds, les vicis-situdes extérieures, etc., peuvent n'être pas sans graves inconvénients.

D'un autre côté, il est des malades qui doivent se contenter de l'usage des bains. J'ai vu des personnes qui, sans que l'état de l'estomac pût en rendre aucunement compte, ne pouvaient tolérer en aucune façon l'eau de Vichy prise à l'intérieur. Un jeune homme, qui avait déjà subi l'année précédente un traitement thermal pour des congestions hépatiques répétées, revint à Vichy beaucoup mieux portant, ayant seulement le système nerveux singulièrement surexcité et par sa nature et par de récents travaux. J'essayai successivement de toutes les sources; il me fut impossible de lui faire supporter un quart de verre d'eau minérale pure ou coupée. Aussitôt survenaient des nausées, un tremblement général, puis de la diarrhée. Ce qui se voit beaucoup plus souvent, ce sont des gastralgiques qui ne peuvent supporter l'eau minérale, sans redoublement des douleurs cardialgiques; des dyspeptiques qui ne peuvent les digérer et chez qui elles occasionnent de la pesanteur, des renvois, enfin des signes d'indigestion. D'autres fois, sous l'influence apparente d'une constitution atmosphérique, une diarrhée glaireuse ou dysentérique est rappelée par la moindre dose d'eau minérale. Mais c'est surtout dans les entérites et les diarrhées chroniques que l'usage interne des eaux de Vichy se trouve fréquemment contre-indiqué. Il faut, dans les cas de ce genre, savoir attendre; l'efficacité des bains, dans ce dernier cas surtout, est souvent assez grande pour qu'au bout de quelques jours, peut-être seulement dans une seconde saison, les eaux puissent être supportées sous toutes les formes.

Mais dans l'immense majorité des cas, l'eau de Vichy

bien administrée est tolérée convenablement. Il faut donc savoir de quelle source on fera choix.

Nous commençons par poser en fait qu'il est impossible, de l'examen physique ou chimique de chacune des sources de Vichy, de déduire aucune sorte d'indication relative au choix à faire dans leur application thérapeutique. Nous ne saurions faire d'exception que pour celles qui renferment une proportion notable de fer ou d'hydrogène sulfuré; car pour les principes essentiels aux eaux de Vichy, ils existent dans toutes les sources, comme nous l'avons vu, en proportions sensiblement identiques; et quant aux différences de température, elles ne sauraient par elles-mêmes fournir de données très-importantes.

Chacune des sources de Vichy offre-t-elle des propriétés particulières applicables à chacune des maladies que l'on traite spécialement dans ces eaux? Si l'on s'en rapportait aux habitudes de la pratique, à Vichy, et à la réputation particulière des différentes sources, on serait tenté de répondre affirmativement. C'est ainsi que la source de l'*Hôpital* paraît dévolue aux affections de l'estomac, celle de la *Grande-Grille* aux maladies du foie, celle des *Célestins* à la goutte et aux maladies des voies urinaires. Cette pratique a sans doute sa raison d'être; mais si on y attachait une idée de spécificité proprement dite, de telle source pour tel ordre d'affections, on se tromperait beaucoup. On doit avoir habituellement beaucoup plus égard, pour le choix de la source, aux conditions générales du malade qu'à la nature de la maladie. Seulement, comme la plupart des malades atteints d'une même affection se présentent dans des conditions générales assez semblables, il en résulte des indications analogues pour la majorité d'entre eux. Les détails dans lesquels nous allons entrer feront aisément comprendre la part qu'il faut faire, à ce sujet, à la nature de la maladie, à la constitution, au tempérament, aux habitudes du malade. Passons successivement chacune des sources en revue.

L'eau de l'*Hôpital* est la moins excitante de toutes celles de Vichy. D'une température moyenne, d'une saveur douce, un peu fade, légèrement nauséeuse pour quelques personnes, elle ne détermine ordinairement pas de chaleur à l'estomac, elle ne porte pas à la tête, mais elle se digère quelquefois avec un peu de difficulté.

Elle se trouve donc naturellement indiquée chez les individus affectés de dyspepsie, de gastralgie, d'entérite chronique, chez tous ceux enfin dont les organes digestifs affaiblis ou irritables réclament une médiation locale aussi douce et aussi peu stimulante que possible. Elle n'est pas moins impérieusement indiquée, de quelque maladie qu'il s'agisse, chez les individus disposés aux congestions sanguines ou dont le système nerveux est vivement surexcité.

Mais on se lasse assez facilement de l'usage de cette source. Il arrive même souvent qu'elle ne semble pas stimuler l'estomac d'une manière suffisante; alors elle paraît lourde, provoque des renvois, des nausées même. C'est à la proportion un peu considérable de matière organique qu'elle renferme que Prunelle attribuait la difficulté que l'on éprouve à la digérer. On la remplace quelquefois alors avantageusement par la *Grande-Grille*, mais surtout par le *Puits-Lardy* ou la *Source de Mesdames*, c'est-à-dire par des eaux ferrugineuses. Notre habitude même est, dans la plupart des cas où nous avions cru devoir commencer le traitement par l'eau de l'*Hôpital*, de le faire régulièrement poursuivre à une source ferrugineuse. C'est certainement la meilleure pratique dans la dyspepsie en particulier.

La *Grande-Grille* est plus chaude, plus sapide, plus

stimulante, plus facilement et plus rapidement digérée que l'*Hôpital*. Elle a la réputation de convenir surtout dans les maladies du foie. Ce qu'il y a de certain, c'est que, sans raison connue et chimiquement appréciable, elle paraît plus active et plus énergique que celle de l'*Hôpital*. Elle sera donc naturellement préférée toutes les fois que les organes digestifs n'offriront pas de complication réclamant l'eau de l'*Hôpital,* ce qui arrive le plus souvent dans les engorgements simples du foie et les calculs biliaires. Mais aussi nous l'avons vue rappeler immédiatement tous les accidents de la dyspepsie chez des malades qui en avaient obtenu la disparition par l'usage de l'*Hôpital.*

L'eau de la *Grande-Grille* sera également préférée chez les individus mous, lymphatiques ou très-débilités, comme dans la cachexie paludéenne ou africaine en particulier, et souvent alors associée à quelque source ferrugineuse. Elle convient surtout merveilleusement aux suites des maladies d'Afrique, de la dysenterie spécialement. Notre ami M. le docteur Finot, médecin principal, a fait, sur ce sujet, le traitement des suites de la dysenterie africaine par l'eau de la *Grande-Grille*, des observations d'un haut intérêt dans un travail communiqué au ministre de la guerre et inséré dans les Mémoires de médecine militaire.

De ces diverses applications des sources de Vichy, il résulte une physionomie toute particulière de leurs abords, et fort curieuse à observer pour le médecin qui, ignorant de leurs propriétés, chercherait à les deviner sur l'apparence des malades qui les fréquentent.

Autour de l'*Hôpital,* dont le bassin circulaire, évasé contre toutes les règles de l'hydrologie minérale et recouvert d'une élégante coupole à jour, occupe le milieu d'une jolie place ombragée de platanes, affluent des malades, jeunes pour la

3.

plupart, maigres et pâles, à teint blafard et transparent, quelquefois terne et terreux; leur démarche, souvent pénible et chancelante, est celle des gens épuisés, à moins qu'une sorte de surexcitation nerveuse, d'activité artificielle ne les anime; leur physionomie est inquiète et mobile. On rencontre là beaucoup de jeunes femmes élégantes, des hommes portant sur leurs traits l'empreinte des veilles et du travail, comme les premières du monde et des plaisirs; la plupart des malades de l'Hôpital civil sont là, traînant une apparence languissante et cachectique. Il est facile de reconnaître, sur ces diverses physionomies, le cachet des maladies de l'appareil digestif; elles seules impriment un pareil caractère d'épuisement et d'énervation.

Autour de la *Grande-Grille,* la physionomie est tout autre; on se croirait transporté au milieu d'une population différente. Ce sont pour la plupart des gens d'un âge mûr; ils se promènent gravement sous les voûtes du vieux Vichy, du *Bâtiment du Roi*, dont les vieilles pierres se retrouvent encore à cet angle du moderne établissement thermal. Les physionomies ont l'aspect méditatif et concentré, sombre souvent, des maladies de l'appareil hépatique. Les teints reflètent toutes les nuances possibles de l'ictère, depuis la teinte citrine jusqu'au vert bronze le plus foncé. Le bistre du soleil d'Algérie et les teintes blafardes de la cachexie africaine que promènent les malades de l'hôpital militaire impriment encore à ce coin de Vichy un caractère tout particulier. Ici le nom des maladies est inscrit sur les figures et facilite le diagnostic.

Parlons des *Célestins*. C'est, dit-on, la source des goutteux et des graveleux. Pourquoi? Les raisons de cette réputation de spécificité ne sont pas toutes médicales. Située à une certaine distance de l'établissement thermal et des sources qui s'y groupent, la source des *Célestins* coule au bord de l'Allier, au pied d'un rocher perpendiculaire. Une rotonde couverte en chaume abrite le buveur d'eau ; près de là, un billard, un petit salon de conversation ; devant lui, l'autre rive de l'Allier, toute verdoyante ; à droite, le pont de Vichy, pittoresque comme tous les ponts dans la campagne ; à gauche, des montagnes vertes, bleues, azurées suivant qu'elles s'étagent à l'horizon. Là les graveleux et les goutteux surtout vont, par une habitude promptement devenue traditionnelle, s'installer le matin ; ils y trouvent cigares, journal et d'ailleurs nombreuse compagnie d'hommes à peu près exclusivement, et boivent, nous dirons tout à l'heure comment. L'agrément du lieu, la fraîcheur, le goût piquant, agréable de l'eau, une réunion de malades qui, par exception, n'engendrent pas la mélancolie, de malades portant la plupart tous les attributs de la plus brillante santé, tout cela sans doute entre pour beaucoup dans le rapport étroit qui s'est établi entre la goutte, la gravelle et la source des *Célestins*. Pour la plupart de ces malades, les *Célestins* seuls sont Vichy, et il est fort difficile de leur persuader qu'en faisant usage des eaux de l'*Hôpital* ou de la *Grande-Grille*, ils suivent réellement un traitement thermal. Il est certainement tout naturel que la source des *Célestins* attire, comme les autres sources, une certaine spécialité de malades. Indépendamment des agréments du lieu et de l'excellence de l'eau, il nous a paru que ces eaux agissaient un peu plus directement que les autres sur l'appareil urinaire, et M. le docteur Petit ne paraît pas douter qu'elles ne soient réellement plus actives que les autres dans le traitement de la goutte, comme celles de la *Grande-Grille* le seraient dans le traitement des maladies du foie.

Mais l'eau des *Célestins* est éminemment stimulante, et

porte surtout son action excitante sur deux points, les organes urinaires et le cerveau. Elle n'offre donc aucun inconvénient dans les gravelles sans douleur et sans irritation rénale ou vésicale. Mais pour peu qu'il existe des douleurs un peu vives vers la région lombaire, et quelque disposition à la néphrite, ou de la sensibilité vers le col de la vessie, on est exposé à voir son usage exaspérer ces symptômes, déterminer des accidents de néphrite, de cystite, des hématuries, et forcer de suspendre et de cesser les eaux (1); c'est surtout dans les cas de cystite chronique, de catarrhe de vessie, de névrose vésicale, que nous n'avons presque jamais commencé le traitement par l'eau des *Célestins* sans avoir à le regretter. Mais lorsque, suivant les circonstances, on a mis en usage les eaux de l'*Hôpital*, de la *Grande-Grille* ou du *Puits-Lardy*, toujours à faible dose dans ces dernières affections, on peut alors, avec plus d'avantage et de sécurité, recourir à l'eau des *Célestins*.

Mais ce qui est plus important encore, c'est la facilité avec laquelle l'usage de cette source peut développer et favoriser la disposition aux congestions cérébrales. Nous pourrions citer beaucoup d'exemples à ce sujet.

Un des savants les plus distingués de l'Angleterre vint à Vichy, il y a cinq ans, atteint de ce que les Anglais appellent *gouting dyspepsy*, c'est-à-dire goutte vague, chronique, sans accès déterminés, avec légère déformation des doigts, sédiment urique abondant dans l'urine, et enfin un certain degré de dyspepsie. Sir R... avait la face colorée, finement injectée, se plaignait souvent de céphalalgie et d'étourdissements. Lui-même refusa de faire usage de bains, à cause de

---

(1) L'eau des *Célestins*, écrivait Prunelle, fait souvent disparaître les coliques nephrétiques ; mais plus souvent elle les ramène.

la facilité avec laquelle le sang lui portait à la tête. Je lui prescrivis l'eau de l'*Hôpital* à dose modérée; mais se sentant goutteux, il lui fallait les *Célestins*, et ses instances furent telles qu'au bout de dix à douze jours, je lui en permis un verre, avec autorisation d'en prendre un second au bout de quelques jours. Dès le lendemain il en but trois. Un instant après ce troisième verre, il rentrait chez lui, chancelant comme un homme ivre, pris de vertiges, d'étourdissements, obligé de s'appuyer sur un bras, le teint animé, les conjonctives injectées, les pieds froids. Du repos, des sinapismes, de l'eau de Sedlitz dissipèrent ces signes de congestion cérébrale. Quelques jours après, je lui conseillai de retourner à la fontaine de l'*Hôpital*; mais, par une obstination assez commune, il alla boire un verre d'eau aux *Célestins*, un seul, et les mêmes accidents se reproduisirent. Faut-il ajouter que depuis lors il voulut bien s'en tenir à ma prescription première?

Une pareille susceptibilité n'est sans doute pas ordinaire : cependant de tels exemples montrent combien il faut s'observer dans ces traitements en apparence si faciles. Un autre monsieur de Paris, gras, mais d'une faible constitution, et ayant les organes digestifs dans un état d'atonie prononcée, vint à Vichy pour une goutte régulière, dont il ne portait pas de traces actuelles, et une gravelle d'acide urique considérable, rendant des graviers volumineux. Il crut pouvoir se passer de médecin, et s'en alla tout naturellement aux *Célestins*, boire de cinq à six verres par jour, sans prendre de bains. Aussitôt survinrent de la céphalalgie et des étourdissements, qui ne firent qu'augmenter, pendant six jours qu'il suivit ce régime. Il vint alors me trouver, prêt à quitter Vichy. Je lui prescrivis, après quelques jours de repos, de l'eau de l'*Hôpital* et des bains. Rien de semblable ne se reproduisit plus. Du reste, les résultats du traitement ont été entièrement favorables dans le premier cas, et si, dans le second, la santé générale ne s'est pas améliorée, la gravelle a disparu, et la goutte a été fort atténuée. Il y a cinq ans de cela, et je n'ai pas perdu de vue ces deux malades.

J'ajouterai que le nombre des cas où, pour des raisons de ce genre ou d'autres, j'ai vu des goutteux ou des graveleux suivre leur traitement à d'autres sources qu'aux *Célestins*, ou ne faire qu'un usage très-restreint de cette dernière, est considérable, et que je n'ai aperçu aucune différence dans les résultats obtenus.

Les eaux d'*Hauterive* seraient certainement les plus propres à suppléer celle des *Célestins*, alors que celle-ci ne peut être utilisée. Malgré une plus forte proportion et de gaz et de principes fixes, nous n'avons jamais vu résulter de leur usage d'accidents analogues à ceux que nous avons précédemment signalés. En outre elles sont merveilleusement digestives, si je puis ainsi dire, c'est-à-dire que dans les conditions organiques les plus variées elles se trouvent parfaitement tolérées, alors que les autres sources sont difficilement supportées, ou ne produisent que des résultats peu satisfaisants. Elles ne présentent donc pas précisément d'applications spéciales parmi les différentes sources de Vichy, mais elles sont beaucoup plus généralement applicables qu'aucune d'elles aux différents genres ou individualités pathologiques qui se rassemblent ici, et réunissent ainsi par excellence les propriétés et les applications thérapeutiques de l'eau de Vichy.

Je n'insisterai pas sur le parti spécial que l'on peut tirer de la *source Lardy* ou de la *source de Mesdames*. Ces sources ferrugineuses sont surtout utiles aux enfants, aux femmes, à la suite des fièvres intermittentes, enfin dans tous les cas où les ferrugineux peuvent être indiqués. Nous avons signalé leur utilité dans la plupart des cas de dyspepsie, alors même qu'il ne paraît pas exister d'indication spéciale des ferrugineux.

Un mot encore sur la source *Chomel,* dont nous avons indiqué précédemment la température élevée et les propriétés spéciales. Cette eau renferme un peu d'hydrogène sulfuré (*eau sulfureuse accidentelle*) qu'elle perd promptement, mais que l'on y rencontre si on la boit dès qu'elle est puisée. Cette source est peut-être moins excitante encore que celle de l'*Hôpital;* aussi convient-elle aux personnes très-délicates, très-susceptibles, à celles surtout dont l'appareil respiratoire présente quelque complication qui n'ait pas paru contre-indiquer formellement le traitement thermal; ainsi enrouement, toux, dyspnée, palpitations, imminence de tubercules, catarrhes, etc. Une source bien connue, mais non encore exploitée, la source de *Vaisse,* intermittente, présente une apparence bitumineuse qui pourra la rendre, dans les cas de ce genre, préférable à la source *Chomel :* nous nous promettons de la soumettre à de prochaines observations. Les intermittences irrégulières de la *source du Parc* ne nous ont pas encore permis, en dépit de plusieurs tentatives, d'en étudier les propriétés spéciales.

Nous venons d'ébaucher rapidement et très-incomplétement l'histoire pratique de chacune de ces sources. On doit cependant se faire une idée de la manière dont le médecin de Vichy peut être guidé dans le choix de l'eau spéciale à prescrire. Mais si nous voulions ajouter ici le chapitre des idiosyncrasies, nous n'en verrions pas la fin. Ici comme dans toutes les thérapeutiques, il est des individus qui ressentent les effets des remèdes à l'inverse des autres. Il faut savoir ne pas résister à ces individualités. Et puis on rencontre des cas difficiles de vomissements, dé névrose abdominale, d'atonie générale, etc., où l'on arrive très-difficilement à formuler le traitement le plus convenable. Il faut tâtonner, essayer, et souvent alors on se trouve fort embarrassé pour choisir entre ces deux alternatives : abandonner un traitement dont les effets ne paraissent pas devoir justifier les prévisions, ou bien insister sur de nouvelles combinaisons, pour essayer d'en tirer enfin quelque parti favorable.

Après avoir choisi la source, il faut indiquer la quantité d'eau à boire. Ceci est moins difficile, mais non moins important. Nous rencontrons à ce sujet des pratiques fort différentes. Les eaux de Vichy se prenaient, il y a quelques années, à des doses très-élevées. On procédait habituellement par huit ou dix verres par jour; de quinze à vingt étaient les doses habituelles; on atteignait quelquefois la trentaine, et des chiffres fabuleux pourraient encore être cités. Nous croyons que ces derniers excès n'ont jamais été consentis par aucun médecin, mais ils trouvent une sorte d'encouragement dans la libéralité des prescriptions médicales. Aujourd'hui encore, de douze à quinze verres, et même de vingt à vingt-cinq par jour, sont journellement prescrits aux goutteux. Un verre d'eau à Vichy représente en moyenne 250 grammes; douze verres, trois litres ou 15 grammes de bicarbonate de soude; vingt-quatre verres, six litres ou 30 grammes de ce sel.

Le moindre inconvénient de ces doses élevées serait d'être inutiles, car de pareilles proportions de substances minérales ne sauraient être introduites impunément dans l'économie, si elles ne devaient rencontrer des voies naturelles d'élimination. Aussi, même dans les cas d'abus le plus flagrant, n'observe-t-on guère à Vichy, ou à la suite du traitement de Vichy, de ces phénomènes de *cachexie alcaline*

que Cullen avait signalés, et que M. Trousseau et M. Magendie ont rencontrés. Mais ces doses, trop élevées, fatiguent
les voies digestives, l'appareil urinaire, y développent de
l'irritation, exagèrent les symptômes des maladies existantes, disposent aux hypérémies actives, surexcitent à un
haut degré le système nerveux cérébral et sympathique, et
souvent occasionnent des accidents fébriles.

Pour nous, nous procédons, au contraire, systématiquement par doses très-graduelles, et définitivement peu élevées. Nous commençons toujours par un ou deux verres au
plus dans la journée, en augmentant d'un par jour, jusqu'à
cinq ou six, dose que nous dépassons rarement. Pour peu
qu'il y ait de susceptibilité dans l'appareil digestif ou du
système nerveux général, nous ne prescrivons que des moi-
tiés ou des quarts de verre.

L'eau minérale a souvent encore besoin d'être mitigée par
de l'eau de gomme, une infusion quelconque, du lait, du
sirop : tout cela rentre dans ces nécessités de la pratique
qu'il est fort difficile de formuler d'avance, mais auxquelles
on apprend aisément à satisfaire, avec un peu d'expérience,
et surtout avec un peu d'attention. Beaucoup de personnes
encore, des femmes surtout, sont désagréablement impres-
sionnées par l'acide carbonique que certaines sources développent en grande quantité, la source *Lardy* en particulier;
elles ressentent à l'instant des phénomènes divers très-prononcés, passagers, il est vrai, et sans gravité par eux-mêmes, mais qu'il ne faudrait cependant pas négliger absolument. On réussit presque toujours à les prévenir, en attendant pendant quelques minutes, avant de boire, que l'excès
de gaz se soit dégagé.

En procédant avec toutes ces précautions, il est extrêmement rare que les malades viennent à souffrir du traitement

6

lui-même, et ils peuvent toujours s'arrêter où il faut, sans avoir à revenir sur les prescriptions passées, ce qui ne touche pas moins à l'intérêt du médecin qu'à celui du malade; *sic enim artis honori et medici famœ consulitur.*

Il nous est arrivé, du reste, plus d'une fois, pour cette question de doses, de nous guider d'après une sorte d'instinct des malades, autant que d'après notre propre expérience. Il est inutile d'insister sur ce que, toutes choses égales d'ailleurs, il y aurait des inconvénients à prescrire les mêmes quantités à des malades qui boiraient avec dégoût et répugnance, qu'à ceux qui le font avec plaisir. Mais nous faisons allusion surtout à une avidité toute particulière que certains malades témoignent pour l'eau de Vichy, et qu'il faut souvent considérer comme une sensation vraie et digne d'attention. Ces malades offrent en général une tolérance remarquable pour des doses un peu élevées d'eau minérale. Il est bien entendu qu'il faut savoir résister à cet entraînement s'il se rencontre quelque contre-indication. Il faut aussi s'assurer que l'on ait affaire à des malades qui sachent s'observer avec intelligence et sincérité : car si l'on écoutait la plupart des habitués des *Célestins,* c'est par litres qu'il faudrait les abreuver.

LETTRE VI.

⸺◆◆◆⸺

LES BAINS.

Importance du traitement externe, constitué par les bains et les douches. — De la composition des bains de Vichy et de la nécessité de les étendre avec l'eau douce. — De la durée des bains. — Nouvelles remarques au sujet des piscines.

Après avoir parlé de l'usage des eaux de Vichy en boisson, et avoir exposé les points les plus essentiels de leur mode d'administration sous cette forme, nous devons nous occuper du traitement thermal externe, c'est-à-dire de l'administration des bains et des douches.

Nous ne saurions trop insister, en commençant, sur l'importance de cette partie du traitement thermal, importance qui n'a peut-être pas encore été suffisamment saisie, en particulier dans la pratique locale de Vichy. C'est ici que nous verrons quelles ressources la thérapeutique peut tirer du maniement intelligent et méthodique d'un agent qui, comme tous les autres, doit surtout ses vertus à la manière dont on l'emploie.

« Ce qui s'est pratiqué autrefois et aujourd'hui à Carlsbad, Tœplitz, etc., dit un auteur dont nous ne saurions trop recommander la lecture aux médecins des eaux minérales, fournit à tout instant un exemple frappant des modifications que produisent, dans les effets des mêmes eaux, la méthode de leur emploi, les appareils et le plus ou moins de perfection des établissements, nous prouvant de plus que, pour connaître les eaux d'un endroit et savoir l'effet qu'on peut en attendre sur un malade, il ne suffit pas d'étudier les propriétés des sources, mais qu'il est encore quelquefois d'une importance majeure de voir de près et d'en approcher les établissements (1). » Ce passage, dont personne assurément ne contestera la justesse, s'applique parfaitement à la publication que nous avons commencée, et en caractérise l'utilité exactement comme nous l'avions comprise.

On a trop exclusivement considéré jusqu'ici les eaux de Vichy comme un médicament doué de propriétés spécifiques, et qu'il s'agissait simplement d'introduire dans l'économie, pour modifier celle-ci d'une manière particulière. Dans cette vue, l'usage interne des eaux devrait à peu près suffire, sauf à suppléer au moyen des bains et par l'absorption cutanée, à ce que la proportion, toujours limitée, de ce qu'il est possible d'introduire par l'estomac, pourrait laisser d'insuffisant. Mais si l'on reconnaît que la médication thermale, à Vichy comme ailleurs, est une médication complexe, qui s'adresse à des organes et à des fonctions multi-

_____

(1) A. Vogler, conseiller supérieur de médecine à Bad-Ems, DE L'USAGE DES EAUX MINÉRALES, ET EN PARTICULIER DE CELLES D'EMS. Francfort-sur-le-Mein, 1841.

ples, et non pas à un état organique toujours identique, pour remplir des indications variées, on comprendra que rien ne doit être négligé pour approprier cette même médication à chacune de ces indications, c'est-à-dire à chacun des états morbides auxquels on veut l'opposer. « Sur dix cas, dit Wetter, dans lesquels les guérisons dépendent des propriétés spécifiques ou de la constitution physico-chimique des sources minérales, il y en a cent autres dans lesquels les effets généraux des bains, les influences du changement et l'usage méthodique de l'eau à l'intérieur constituent tout l'ensemble de l'action médicale (1). »

C'est donc surtout l'étude des indications qui apprend ce que l'on peut attendre du traitement thermal externe, ou plutôt ce qu'on a à lui demander. C'est sous ce rapport que le lecteur suivra sans doute avec intérêt l'exposition des différentes formes sous lesquelles les eaux de Vichy peuvent être employées. Nous passerons successivement en revue les bains et les douches, et nous ne nous contenterons pas d'exposer ce qui se fait actuellement à Vichy. Nous ne remplirions qu'une partie de notre but, si nous n'entrions dans quelques détails sur le développement que doivent prendre certains modes d'administration de nos eaux, dans la réorganisation déjà si heureusement commencée de l'établissement thermal.

Nous avons déjà dit quelques mots, dans la lettre précédente, de l'usage général que l'on fait des bains à Vichy et des contre-indications qui se présentent quelquefois à leur usage. Le complément habituel d'un traitement à Vichy est, en effet, un bain quotidien d'une heure, à température

_____

(1) A. Wetter, Handbuch der Heilquellenlehre, Berlin, 1838.

moyenne, de 31 à 34° c., avec l'eau minérale mélangée par
moitié à l'eau douce; l'eau minérale usitée pour les bains
étant à 45°, on la mêle avec une proportion convenable
d'eau douce froide ou chaude, amenée dans les baignoires
par des conduits spéciaux.

L'usage journalier de ces bains est en rapport avec deux
indications distinctes : faire pénétrer dans l'économie les
principes minéralisateurs contenus dans l'eau de Vichy;
exercer une action stimulante sur la peau.

La pénétration rapide des principes minéralisateurs ou
médicamenteux, circonstance particulièrement importante
chez les malades qui ne prennent pas ou prennent à peine
d'eau en boisson, est prouvée par la neutralisation ou l'alcalisation de l'urine, qui se peut constater dès le premier
bain, et quelquefois après vingt minutes à peine passées
dans l'eau.

Ces bains déterminent en général un sentiment de bien-
être et de force qui les fait vivement apprécier par la plupart des malades. Mais il faut souvent passer d'abord par
un état de fatigue ou de courbature qui accompagne les
premiers bains, pour se reproduire plus tard, après vingt,
trente, quarante, suivant les cas, et qui rend nécessaire
alors de les suspendre, ou indique la convenance de cesser
le traitement. Cette action positivement *tonique* des bains
de Vichy est fort digne de remarque, chez des individus dont
aucun ne supporterait huit ou dix bains d'eau douce de
suite sans tomber dans un état profond de faiblesse et de
langueur, dont quelques-uns même ne peuvent tolérer ces
derniers en aucune façon.

Les deux points importants de la pratique du bain de Vichy sont : la composition et la durée du bain.

La composition ordinaire des bains est de moitié d'eau

minérale et moitié d'eau douce. Cette proportion, considérée comme terme moyen, est certainement la plus convenable. Il est difficile, quand on ne l'a pas observé soi-même, de se faire une idée des inconvénients qu'il peut y avoir à la dépasser, c'est-à-dire à ne pas soumettre à une direction méthodique la composition de ces bains.

L'eau minérale n'est pas laissée à la disposition des baigneurs; le robinet qui la répand dans la baignoire ne s'ouvre qu'au moyen d'une clef. Mais la plupart des malades étant convaincus que plus on prend d'eau minérale, par quelque voie que ce soit, et mieux on se guérit, il n'est sorte de moyens qu'ils n'emploient pour s'en procurer une plus grande quantité. La chose leur est assez facile, au commencement et à la fin de la saison, quand, vu le petit nombre de malades, le service se relâche un peu de sa rigueur. Quelques personnes plus avisées que les autres se procurent même le moyen d'ouvrir à volonté le précieux robinet. Eh bien! nous avons presque toujours vu ce genre d'excès déterminer quelques accidents. Insomnie, agitation insupportable, phénomènes nerveux, céphalalgie et accidents de congestion cérébrale, mouvement fébrile quelquefois, et surtout aggravation des symptômes, particulièrement des symptômes douloureux; telles en sont les conséquences ordinaires. Cela n'arrive pas toujours pour un ou deux bains trop concentrés, mais ne manque presque jamais pour une série de bains semblables. Que de fois n'avons-nous pas eu ainsi à combattre des accidents dont la cause nous échappait, jusqu'à ce que l'aveu, souvent provoqué, des malades, vînt à nous les révéler !

Il est utile d'insister sur ce sujet, qui donne une idée de l'activité toute particulière d'un traitement, et surtout d'une des pratiques de ce traitement, que les malades, et quelquefois les médecins eux-mêmes, sont disposés à considérer trop légèrement. Nous ne saurions trop le répéter, et il est singulier que nous ayons besoin de le dire : les eaux minérales réellement efficaces, les eaux de Vichy par dessus toutes, sont un médicament qui doit se doser et s'administrer comme tous les autres, avec la même circonspection et la même méthode; la seule différence est que l'un se dose par verres ou par litres, les autres par gouttes ou par grammes. Mais les principes de leur administration n'en doivent pas moins être scrupuleusement suivis.

Cependant cette proportion de moitié d'eau minérale n'est pas absolue. Elle est trop considérable pour un petit nombre de malades; elle ne l'est pas assez pour quelques-uns, et il est bon quelquefois de la dépasser. Il serait donc utile que l'on pût doser dans les baignoires la proportion d'eau minérale; cela peut se faire en graduant la baignoire elle-même, ou bien en y introduisant un tube gradué.

L'action stimulante des bains, dont nous venons de voir les effets se développer, quand ils contiennent une trop forte proportion d'eau minérale, est ressentie par quelques personnes, quelle que soit cette proportion, d'une manière très-vive et qui en rend quelquefois l'administration fort difficile. Cependant un moyen très-simple, l'addition de son ou d'amidon au bain lui-même, suffit souvent pour parer à cet inconvénient. Quelquefois les bains ne doivent être pris que tous les deux jours, ou interrompus à de plus longs intervalles.

En résumé, les bains de Vichy, tout mitigés qu'ils sont administrés, jouissent d'un degré d'activité très-remarquable. Lorsque les malades en traitement se sentent prématurément *fatigués* par les eaux, c'est-à-dire qu'ils cessent de les tolérer facilement, c'est presque toujours, et avec raison, les bains qu'ils en accusent. En effet, il suffit ordinairement, pour ramener l'équilibre, de les suspendre quelques jours sans interrompre l'usage interne des eaux.

Du reste, les bains de Vichy sont fournis par des sources différentes, dans deux établissements distincts; le *Puits-Carré*, qui, avec la *Grande-Grille* et la *Source-Lucas*, alimente le grand établissement, et que nous avons eu particulièrement en vue jusqu'ici, et la source de l'*Hôpital*, qui fournit à l'établissement secondaire de l'*Hôpital*, lequel ne contient que vingt baignoires et une petite piscine.

L'eau de l'*Hôpital* n'a que 30° centigrades. Il faut donc y ajouter de l'eau chaude. Elle est sensiblement moins stimulante que celle du *Puits-Carré*. Cela tient-il à la plus grande proportion de matière organique qu'elle renferme? C'est au moins la seule différence sensible de composition que nous y puissions signaler. Dans tous les cas, nous rencontrons tous les ans des malades qui ne supportent pas les bains du *Grand-Établissement*, tandis qu'ils tolèrent parfaitement ceux de l'*Hôpital*. C'est là un fait d'observation acquis pour nous, mais dont l'importance ne dépasse pas le cercle de la pratique de Vichy.

Quelques baignoires du *Grand-Établissement* étaient alimentées par une source spéciale, la *Source-Lucas*, dont nous avons signalé précédemment la nature un peu sulfureuse. Nous avons souvent prescrit ces bains dans les cas où les sulfureux se trouvaient indiqués. Prunelle leur attribuait même une certaine valeur dans ce sens. Mais les résultats n'ont pas répondu à notre attente. Cependant nous avons été conduit, par ces essais mêmes, à tenter si l'addition artificielle de sulfure de potasse aux bains de Vichy ne pourrait pas ajouter à ces derniers une efficacité toute particulière dans certains cas faciles à prévoir, et plusieurs essais heureux nous ont porté à donner quelque extension à cette pratique. Nous avons signalé précédemment l'intérêt qu'il pourrait y avoir à la développer.

Si la manière dont on prépare les bains à Vichy, l'eau minérale dont on fait choix, la proportion d'eau douce dont on la mélange, l'addition que l'on y peut faire, ou d'émollients pour la mitiger, ou d'agents médicamenteux particuliers, tels que le soufre et l'iode, présentent une importance quelquefois capitale pour l'issue d'un traitement thermal, il est une autre circonstance de l'administration de ces bains qui mérite également une grande attention, nous voulons parler de la durée qu'on leur donne.

La durée commune des bains à Vichy est d'une heure; c'est la durée réglementaire. Quelquefois cependant il faut la réduire, comme nous l'avons indiqué plus haut. Mais c'est fort rare. Les malades restent en général volontiers une heure dans leurs bains. Le bien-être qui suit ordinairement ces derniers se ressent pendant leur durée, et comme ces bains se renouvellent quotidiennement pendant vingt ou trente jours, il serait la plupart du temps superflu, il y aurait même des inconvénients à les prolonger davantage.

Cependant il est un bon nombre de cas où les bains prolongés se trouvent indiqués. Lorsque le bain est forcément l'unique moyen de traitement, lorsqu'on a à agir sur des lésions matérielles considérables, lorsqu'on a affaire à ce qu'on appelle la propriété *dissolvante* des eaux de Vichy (expression mauvaise en ce sens qu'elle paraît exprimer le mode d'action propre aux eaux, tandis qu'elle n'a trait qu'au résultat définitif), lorsqu'on veut obtenir une modification aussi profonde que possible de l'organisme, on a besoin alors de prolonger la durée du bain.

Mais les bains de baignoire ne s'y prêtent pas : l'immobilité, l'ennui, l'engourdissement et la céphalalgie qu'y déter-

minent presque toujours un trop long séjour, les vapeurs
chargées d'acide carbonique qui s'en exhalent, l'espace restreint où l'on se trouve enfermé, tout cela fait qu'il est difficile de dépasser sans inconvénient ou sans danger une heure
ou une heure et demie, au plus deux heures, dans un bain
de baignoire.

C'est le cas alors de recourir aux bains de piscine, et l'une
des nombreuses qualités de ces derniers est de permettre en
effet de prendre des bains prolongés.

Les piscines sont le complément naturel de tout établissement thermal. Seulement, suivant la nature du traitement
qu'on y fait, suivant la qualité de l'eau médicamenteuse
elle-même et l'espèce des maladies qu'on y traite, elles forment le principal ou l'accessoire du système balnéatoire.
Nous avons déjà consacré quelques lignes aux piscines, à
propos de l'installation de l'établissement thermal. Nous nous
y arrêterons encore ici, où nous nous occupons plus spécia-
ment de thérapeutique.

Il y a bien des manières d'entendre les piscines : ce sont
ou de vastes bassins dans lesquels on peut se livrer à la natation, ou d'étroits réduits où deux ou trois personnes seulement peuvent se mouvoir; tantôt elles sont alimentées par
un courant continu d'eau minérale, tantôt remplies et vidées
alternativement comme une baignoire, tantôt isolées, tantôt
réunies dans un bassin commun, divisé par des cloisons en
compartiments séparés.

Ce qui caractérise la piscine, en résumé, c'est un espace
assez considérable pour que plusieurs personnes puissent
s'y baigner en commun, s'y tenir debout, s'y mouvoir à volonté.

Ses avantages sont de permettre, par la distraction qu'y
procure la société, par la possibilité d'y changer de place, de

se livrer à un certain exercice, de prolonger l'action du bain presque indéfiniment.

Ses propriétés thérapeutiques sont de permettre, par la durée du bain, à une plus grande proportion de principes médicamenteux d'être absorbés par la peau; de procurer, par le mouvement incessant de l'eau, une action beaucoup plus vive sur cette membrane; de combiner enfin, avec tout cela, un certain degré d'exercice actif, qui vient apporter un élément nouveau à l'action propre du bain lui-même.

Ces principes sont élémentaires en fait de balnéologie minérale, et on aura peine à croire que jusqu'ici l'établissement thermal de Vichy ait été à peu près dépourvu de piscines; cet à peu près même, comme on va le voir, équivaut à une négation complète pour la plupart des malades qui fréquentent cet établissement.

Il y avait à Vichy deux piscines pouvant contenir chacune de trente à quarante personnes, mais qui étaient exclusivement réservées aux indigents reçus à l'hôpital civil et aux soldats de l'hôpital militaire, lesquels s'y baignaient chaque jour successivement, mais sans y demeurer plus d'une heure. Ces piscines viennent d'être détruites et remplacées par des baignoires exclusivement consacrées au même service. En outre, Prunelle avait, il y a quelques années, obtenu de l'administration la construction d'une petite piscine, uniquement consacrée aux dames et alimentée par l'eau de l'*Hôpital*, dans laquelle de douze à quinze personnes étaient admises à la fois.

Voici tout ce que Vichy possède, à l'heure qu'il est, en fait de piscines.

Nous avons dit plus haut qu'il était des établissements thermaux dont les piscines formaient l'élément principal. Il n'en est pas de même à Vichy : les bains de baignoires peuvent suffire à la majorité des malades qu'on y traite ; mais il est une minorité importante pour laquelle ils sont nécessaires, quelques-uns pour lesquels ils sont indispensables.

La piscine de l'*Hôpital*, tout insuffisante qu'elle soit, nous a permis de faire à ce sujet des observations très-intéressantes et très-concluantes, en particulier pour les maladies du système utérin. Nous avons vu beaucoup de femmes atteintes d'affections de ce genre, pour qui les bains de baignoire semblaient sans action, et qui, dès qu'elles prenaient des bains de piscine, ressentaient dans les organes malades une amélioration immédiate et importante. Les points sur lesquels porte habituellement cette amélioration en indiquent la valeur aux yeux des médecins habitués à observer ces sortes de malades. C'est une sensation de tonicité succédant au relâchement des organes du bassin, la diminution ou la disparition des douleurs lombaires, ou de l'irritation vulvaire. Et ce n'est pas à la nature spéciale de l'eau, provenant de la source de l'*Hôpital,* qu'il faut attribuer ces résultats, mais à la nature du bain, et surtout à sa prolongation pendant plusieurs heures.

S'il est possible d'obtenir quelque chose des bains de Vichy dans les engorgements utérins, dans les tumeurs de l'utérus et de ses annexes, et on en obtient effectivement quelque chose, ce n'est guère qu'à l'aide de bains prolongés. Ces derniers ne sont pas moins indiqués pour les individus des deux sexes, portant des engorgements du foie, de la rate, des tumeurs abdominales, etc. Nous ne voulons pas faire ici l'énumération des cas où les bains prolongés se trouvent indiqués : c'est une affaire de pratique locale et actuelle, c'est-à-dire dans laquelle les conditions individuelles ne tiennent pas moins de place que la nature de la maladie elle-même. Nous voulons seulement citer des exemples.

Il faut donc des piscines à Vichy. Mais les indications médicales les plus formelles sont soumises aux possibilités matérielles; il ne faut d'ailleurs rien exagérer.

Il ne sera sans doute jamais possible d'établir à Vichy de ces vastes piscines que traverse un courant incessant d'eau minérale, comme il a été permis de le faire dans quelques établissements thermaux des Pyrénées et des bords du Rhin. Mais ceci, considéré au point de vue des besoins réels de la thérapeutique, serait plutôt ici une affaire de luxe qu'une nécessité. Ce qu'il faut seulement à Vichy, ce sont des bains où plusieurs personnes puissent se réunir, où l'on puisse s'asseoir, se lever, se déplacer, autour desquels l'air puisse circuler et se renouveler, ainsi que les vapeurs du bain, et l'acide carbonique qui s'en exhale. Telles sont en résumé les principales conditions matérielles exigibles pour que le but que nous indiquons soit convenablement rempli.

Maintenant, que l'on établisse de grandes piscines où de trente à quarante malades puissent se baigner simultanément, ou que l'on se contente d'espaces plus restreints dits *bains de famille,* destinés à recevoir seulement de six à huit personnes, nous n'y attachons pas une grande importance. Mais jusqu'à ce que nous ayons obtenu ce que nous sollicitons à ce sujet, ou que l'impossibilité de l'exécuter nous ait été démontrée, nous ne cesserons de répéter : Il faut des piscines à Vichy.

LETTRE VII.

—◦◦◦—

LES DOUCHES ET LES VAPEURS.

Les douches jouent un rôle important dans le traitement thermal à Vichy. — Douches résolutives; douches révulsives. — Douches ascendantes et leurs indications multipliées. — Il n'existe point à Vichy de médication par les vapeurs. — Nécessité d'introduire cette médication. — Composition chimique des vapeurs des eaux de Vichy. — Ce qu'il faut en conclure.

Les douches n'ont guère été employées à Vichy jusqu'à présent que d'une manière tout élémentaire. Les dispositions vicieuses des appareils, l'insuffisante quantité d'eau minérale dont il était permis de disposer, ne permettaient d'avoir recours à ce puissant moyen thérapeutique que dans des limites fort incomplètes. Il n'en est plus de même aujourd'hui.

L'établissement thermal de Vichy est muni d'appareils de douches en rapport avec l'importante médication qu'il a à desservir, et les médecins n'ont plus à craindre de se voir entravés dans les traitements qu'ils dirigent, par des obstacles que leur plus grande bonne volonté ne leur permettait pas de surmonter.

Cependant nous avons pu nous faire, depuis plusieurs années, une idée précise des ressources que des douches bien administrées sont propres à fournir dans le traitement du plus grand nombre des maladies auxquelles les eaux de Vichy se trouvent applicables. Nous en exposerons ici le résumé : lorsqu'un moyen thérapeutique répond à des indications aussi nettement définies que celui dont il est question, il importe que ces indications soient connues des médecins qui n'ont à en apprécier la valeur que de loin, comme de ceux qui ont à l'appliquer eux-mêmes.

Nous traiterons séparément des douches à percusssion et des douches ascendantes.

Les douches à percussion peuvent être divisées, suivant les indications auxquelles elles ont à satisfaire, en douches résolutives et en douches révulsives ; les premières appliquées le plus près, les secondes au contraire le plus loin possible du siége de la maladie. Ce n'est guère que le premier ordre d'indications qui ait été poursuivi jusqu'à présent dans la pratique de Vichy. Nous croyons que c'est d'après le second, que ce moyen thérapeutique doit trouver le plus d'applications utiles.

Les douches résolutives ont pour objet d'aider à la résolution d'un engorgement ou d'un travail morbide quelconque, en développant un surcroît d'activité dans l'organe malade et dans les tissus environnants. Telles sont les douches appliquées sur la région du foie et de la rate, dans les engorgements de ces organes, sur les lombes ou l'hypogastre dans les maladies de matrice, etc.

Ce moyen trompe souvent les espérances que l'on avait fondées sur lui. Assurément nous ne pouvons douter que dans beaucoup de tumeurs utérines indolentes, d'engorgements mésentériques, d'engorgements du foie moins souvent, la résolution soit complète, soit partielle, de ces tumeurs n'ait été facilitée par l'usage des douches; mais le nombre des cas où leur emploi nous a paru stérile ou d'une très-faible utilité, n'est certainement pas moindre. Les bains, prolongés surtout, et l'usage interne de l'eau minérale suffisent presque toujours pour obtenir les résultats auxquels il est permis de prétendre. Cependant nous considérons que, dans la plupart des cas du genre de ceux qui nous occupent ici, lorsqu'il n'existe pas de contre-indication à leur emploi, on ne doit pas se dispenser de recourir aux douches, dont le degré d'efficacité est assez difficile à prévoir d'avance.

Il y a des personnes à qui une certaine excitabilité du système nerveux, ou bien une disposition prononcée aux fluxions actives, rend assez difficile de supporter les douches. La réaction qui suit les douches à basse température, l'atmosphère que développent les douches chaudes sont également mal supportées par elles. Cependant les contre-indications aux douches à percussion peuvent à peu près être réduites à l'existence de phénomènes douloureux. Ainsi l'engorgement du foie est très-souvent accompagné d'une névralgie intercostale qu'il faut distinguer de l'affection du foie lui-même, bien qu'elle paraisse être sous sa dépendance. Nous avons presque toujours vu cette douleur névralgique s'exaspérer sous l'influence des douches et contraindre à les interrompre.

Les douches sur la région hépatique seraient certainement de nature à rendre de grands services dans les coliques hépatiques calculeuses; mais la susceptibilité que les malades apportent à Vichy ou que les eaux développent au sujet de

7.

l'apparition de ces coliques, rend presque toujours impossible d'y recourir sans inconvénients.

Nous avons obtenu cependant de bons effets des douches lombaires, dans beaucoup de cas de douleurs rénales ou lombaires, chez les rhumatisants ou chez les graveleux. Mais il faut une surveillance très-attentive dans les cas où l'on a des raisons de croire que la douleur a son siége dans le rein ou dans son enveloppe, surtout chez les sujets atteints antérieurement de coliques néphrétiques.

C'est surtout dans les maladies de matrice que l'emploi des douches doit être soumis à une réserve extrême et à de grandes précautions. Nous ne parlons pas ici des tumeurs utérines et ovariques, au traitement desquelles les douches peuvent au contraire prendre une part considérable, mais de la métrite chronique et de ses variétés. Les symptômes utérins sont exaspérés avec une grande facilité par les douches lombaires et hypogastriques, et il est rarement prudent même de les essayer. Il n'y a guère d'exception à cela que lorsque tous les accidents névropathiques et fluxionnaires ont disparu, et lorsqu'on n'a plus affaire qu'à un simple état de relâchement et d'atonie.

Si les applications des douches résolutives sont restreintes, et presque toujours douteuses dans leurs résultats, nous n'en dirons pas autant des douches révulsives à l'usage et à l'utilité desquelles nous assignons une portée considérable. Les indications capitales que ces douches sont appelées à remplir, sont les suivantes, et relatives à leur mode d'emploi : sur les extrémités refroidies, pour y rappeler la chaleur et la circulation ; sur la région rachidienne pour stimuler le système nerveux ; sur les membres pour en ranimer la tonicité ; sur la surface cutanée pour relever les fonctions de la peau.

Ces sortes de douches se trouvent indiquées chez la plupart des malades qui se rencontrent à Vichy, si nous en exceptons toutefois la classe des goutteux et des graveleux qui, dans le plus grand nombre des cas au moins, ne les réclament à aucun titre.

La température, la force et le mode de projection de ces douches doivent varier suivant les circonstances; il serait trop long d'entrer dans des détails sur ce sujet. Nous nous contenterons de citer comme exemple des cas où l'on en peut tirer les meilleurs effets, les dyspepsies anciennes, avec état cachectique plus ou moins prononcé. C'est dans ces sortes de cas que l'on peut apprécier surtout ce qu'un mode particulier de direction, dans l'administration du traitement, peut ajouter à l'activité propre des eaux elles-mêmes.

Les douches ascendantes peuvent être divisées, comme les douches à percussion, en résolutives et révulsives, ou bien en directes et indirectes, suivant qu'elles sont adressées au siége même du mal, ou à un point éloigné de la maladie. Les indications auxquelles elles répondent sont du reste singulièrement multipliées.

On peut les distinguer, suivant leur siége, en douches rectales, périnéales et vaginales, en internes et externes, selon que l'eau doit pénétrer avant dans le rectum ou le vagin, ou bien frapper seulement la vulve ou la marge de l'anus. On peut les employer dans les maladies de l'appareil digestif, dans celles de l'utérus ou de l'appareil vésical, ou bien comme moyen général dans des affections d'autres organes.

Les douches rectales sont très-fréquemment employées dans le cas de constipation. Tantôt le jet est reçu simplement sur la marge de l'anus, qu'il entr'ouvre de manière à pénétrer à une certaine hauteur dans l'intestin; tantôt une canule est introduite de manière à le porter plus avant. Ces douches constituent, comme les lavements, un moyen déplétif, mais elles en diffèrent essentiellement par leur mode d'action définitif. En effet, tandis que les lavements, pris d'une manière un peu répétée, ne font qu'habituer et affaiblir l'intestin, de telle sorte que plus on en a pris, et plus l'usage en devient nécessaire, les douches ascendantes au contraire tonifient l'intestin, en stimulent la contractilité, en activent les sécrétions et tendent précisément à rétablir la régularité de ses fonctions. Il nous a semblé en outre que cette stimulation exercée à l'extrémité du canal intestinal était de nature à se faire sentir à distance, et à modifier d'une manière favorable certains états dyspeptiques.

Les douches ascendantes rectales rendent quelquefois encore de grands services dans les engorgements atoniques du corps ou du col de la matrice, dans le relâchement de cet organe, dans le catarrhe vésical aussi, pourvu toutefois qu'on n'ait à craindre aucunement le retour d'accidents aigus. Quant à l'opportunité de leur emploi dans les affections utérines, elle est soumise à la réserve et aux précautions dont nous avons signalé la nécessité au sujet des douches lombaires. Ceci est à plus forte raison applicable aux douches vulvaires et vaginales. Nous ajouterons cependant que nous avons vu plusieurs fois les douches ascendantes vulvaires, avec de l'eau de l'*Hôpital* de 18 à 20° environ, apporter à des prurits vulvaires, anciens et opiniâtres, un soulagement considérable et persistant.

Il est encore un ordre de faits où les douches ascendantes, anales ou périnéales, combinées quelquefois avec des douches lombaires, peuvent rendre de grands services.

Les Allemands ont décrit, sous le nom de vénosité abdo-

minale, un état sur lequel nos pathologistes n'ont guère
cherché à acquérir de notions, peut-être parce qu'il est
plutôt fonctionnel qu'organique. Par vénosité abdominale,
les médecins allemands entendent un développement particulier du système veineux abdominal, avec ralentissement,
torpeur dans la circulation, d'où un état d'embarras et d'i-
nertie dans les fonctions abdominales, et une certaine disposition aux congestions actives ou passives vers les parties
supérieures, la tête ou la poitrine, enfin un état hémorrhoï-
daire plus ou moins actif.

Pour n'être pas très-facile à définir et à démontrer, cet
état, qui n'est pas lui-même une maladie, n'en existe pas
moins sans doute, et semble se rapporter à un grand nombre
de troubles fonctionnels qui s'observent en particulier chez
les individus à l'âge de retour et chez les vieillards. Les eaux
de Vichy nous ont semblé d'un emploi fort utile dans bien
des circonstances, où nous avons cru devoir invoquer cet
état demi-physiologique, demi-pathologique, pour nous rendre compte des symptômes observés. Prunelle pensait que
les eaux de Vichy agissaient spécialement sur la circulation
lombaire et favorisaient ainsi l'apparition des règles ou des
hémorrhoïdes (*notes inédites*). Mais c'est alors surtout qu'il
faut faire concourir avec l'action propre attribuée aux eaux,
l'intervention directe de modes d'administration appropriés,
et les douches ascendantes sont évidemment d'une grande
efficacité dans les cas de ce genre. C'est ainsi que nous avons
vu des douches anales agir comme révulsif, dans des cas de
congestions vers la tête, aussi rapidement que des sinapismes ou bien des lavements purgatifs.

L'usage interne de l'eau minérale, les bains, les douches
ne sont pas les seules formes sous lesquelles le traitement
thermal doit être administré. Il y a encore les vapeurs d'eau

minérale ou autre, qui constituent un moyen thérapeutique d'une grande importance.

Nous avons déjà fait remarquer qu'il n'existait point de traces à Vichy d'emploi des vapeurs sous une forme quelconque. Les bains de vapeur ou étuves qui y existaient à la fin du dix-septième siècle ont disparu, nous ne savons à quelle époque.

Quelle place l'emploi des vapeurs peut-il prendre dans le traitement thermal de Vichy? Voici ce qu'il y a une opportunité incontestable à examiner, à un moment où l'on procède à une réinstallation complète de l'établissement. Nous devons cependant nous contenter de présenter ici un rapide aperçu de cette intéressante question.

La majorité des malades, il faut d'abord en convenir, qui se trouvent réunis à Vichy, ne réclament aucunement l'usage des eaux en vapeurs. Telle est sans doute la raison qui en a laissé disparaître cet important moyen thérapeutique. Il suffit cependant que ce moyen trouve une application utile dans un certain nombre de cas, pour que son existence ait une raison d'être absolue, et que nous la réclamions avec instances.

Or, si nous déclarons que nous avons eu maintes fois à déplorer pour nos malades l'absence de bains de vapeur à Vichy, et que nous avons été obligé, quand nous ne croyions pas pouvoir nous en passer, d'y suppléer par des moyens artificiels et passablement grossiers, on conviendra sans doute qu'il est déplorable pour un établissement semblable, avec l'importance du renom, la valeur thérapeutique, l'affluence universelle, qu'on se trouve exposé à venir du bout du monde à Vichy, dans l'espoir unique d'y rétablir sa santé, et pour ne pas rencontrer un bain de vapeur dont on a besoin.

Il suffirait d'établir cette hypothèse pour qu'on dût déclarer d'urgence le complément de l'établissement thermal de Vichy, sous le rapport des vapeurs.

Mais il vaut mieux spécifier les cas.

Certaines formes de goutte, les rhumatismes, le diabète et les maladies cachectiques par suite de dyspepsie, dysenterie, fièvres intermittentes, etc., tels sont les premiers exemples qui s'offrent à nous, de cas pouvant indiquer l'usage des eaux en vapeurs.

Les eaux de Vichy ne sont pas ce qu'on peut appeler des eaux à rhumatismes. Néris et Bourbon-l'Archambault s'en trouvent trop voisins pour que l'on songe à y instituer une thérapeutique spéciale du rhumatisme à laquelle ces eaux minérales, si précieuses à différents titres, s'adaptent infiniment mieux. Mais le rhumatisme est une maladie si commune, qu'il y aura toujours parmi les malades qui ont affaire à Vichy, beaucoup de rhumatisants chez qui ce côté particulier de la santé ne saurait être négligé, et d'un autre côté les eaux de Vichy reclament, dans leur spécialité, un certain nombre de maladies dont l'origine est certainement ou probablement rhumatismale. Les formes de la goutte où les bains de vapeur peuvent se trouver indiqués sont surtout les formes chroniques qui se rapprochent plus ou moins du rhumatisme. On sait quelle place cette même médication a à prendre dans le traitement du diabète. Enfin, il est un certain nombre d'individus cachectiques chez qui le flétrissement de la peau, le ralentissement de la circulation vers la périphérie, le refroidissement des extrémités indiquent de la manière la plus saisissante l'utilité des bains de vapeur. Il doit suffire de ce court exposé pour légitimer les observations que nous présentons sur la nécessité d'introduire les vapeurs dans le traitement thermal de Vichy.

Qu'objecterait-on à cela? Que les malades peuvent aller prendre ailleurs et à d'autres époques les bains de vapeur que réclament leur santé? Mais on conviendra que, s'ils en ont besoin à Vichy, il peut leur être difficile, malgré les chemins de fer, d'aller prendre un bain de vapeur à Paris ou ailleurs, ou bien très-préjudiciable d'en remettre l'usage à un temps ultérieur.

On dira peut-être encore que l'usage des vapeurs n'étant pas inhérent au traitement thermal de Vichy, il est bon de ne pas compliquer les médications et de s'en tenir à celle que comporte naturellement l'usage de ces eaux sous la forme habituelle, et la plus simple possible.

Ce principe de ne pas compliquer les médications est fort sage et trouve souvent à s'appliquer utilement. Cependant, il nous paraît ici plutôt propre à favoriser une certaine paresse, une routine commode, qu'à profiter beaucoup aux malades.

On peut considérer le traitement d'une maladie chronique comme une lutte, longue et pénible le plus souvent, entre une direction médicatrice et un principe morbide. Le traitement thermal constitue en général une époque décisive, critique dans cette grande opération de la cure d'une maladie chronique. C'est donc l'instant où le médecin, au lieu de s'abandonner au courant facile d'un traitement banal, doit s'entourer de toutes les ressources et de tous les moyens dont il lui est permis de disposer. Quelquefois, arrivé près du but, il échouera faute d'un effort, d'un moyen de plus, et nous regarderions comme chargés d'une grande responsabilité, ceux qui viendraient limiter arbitrairement l'étendue des ressources dont nous pouvons avoir à disposer pour le traitement de nos malades à Vichy.

Cela dit, jetons un coup d'œil sur la forme suivant laquelle les vapeurs doivent être administrées à Vichy. C'est une question fort grave et que nous ne prétendons nullement résoudre en ce moment; cependant nous pouvons encore présenter à son sujet quelques considérations intéressantes.

L'usage interne d'une eau minérale a pour objet d'agir sur l'estomac comme sur une surface à modifier, et d'y trouver une voie de pénétration dans l'économie; les bains en font autant sur la peau. Il est un mode d'emploi des vapeurs qui s'adresse de la même manière à la surface bronchique, ce sont les inhalations. Mais comme les inhalations ne s'adressent guère qu'aux maladies de l'appareil de la respiration, il est clair que ce n'est pas dans ce sens que les vapeurs ont à être usitées à Vichy.

C'est sous forme d'étuves ou de bains de vapeur partiels, que les vapeurs doivent trouver ici d'utiles applications. Le premier point qui se présente est celui relatif à leur composition chimique.

M. Petit a communiqué récemment à la *Société d'Hydrologie Médicale de Paris*, au nom de M. O. Henri, la seule analyse des vapeurs de Vichy que nous connaissions. Il résulte de cette analyse « qu'il y a dans les vapeurs des sources de Vichy de l'acide carbonique avec des traces de carbonate d'ammoniaque, que ces vapeurs entraînent avec elles une matière organique dans laquelle il existe de l'iode,» et que l'hydrogène sulfuré qui se dégage en faible proportion des sources peut être entièrement négligé.

Les résultats de cette analyse nous paraissent à peu près négatifs, sauf sur un point qui n'y est pas suffisamment éclairé, c'est-à-dire la proportion de l'acide carbonique. En effet, des traces de carbonate d'ammoniaque et un peu de matière organique ne sauraient ajouter à ces vapeurs aucune propriété particulière. Il n'en paraît pas de même au premier abord de l'iode : ce médicament pourrait, en effet, être

8

utilisé en inhalation, à très-faible dose. Mais ce n'est pas sous forme d'inhalation que nous étudions l'emploi de ces vapeurs, et d'ailleurs l'acide carbonique qui s'y trouve joint ne se prêterait peut-être pas aussi bien à un tel mode d'administration. Mais s'il s'agit de bains de vapeur, ces principes dont M. Bouquet a pu contester la présence dans l'eau des sources de Vichy, doit exister, s'il existe, en si faible proportion, qu'il nous paraît non moins indifférent que les autres.

Il reste donc l'acide carbonique, et il manque à cette analyse précisément ce qui en aurait fait le sujet le plus intéressant, c'est-à-dire la détermination de la proportion suivant laquelle l'acide carbonique existe dans les vapeurs des eaux de Vichy. Espérons que notre très-habile collègue, M. O. Henri, achèvera ce travail.

L'acide carbonique, bien qu'il ait été essayé sous cette forme, ne saurait évidemment être recommandé ici pour son action sur l'appareil de la respiration, et ne pourrait être qu'un obstacle à l'usage des vapeurs en inhalation, pour peu qu'il y existât dans une certaine proportion. Quant à l'action sur la surface cutanée de vapeurs chargées d'acide carbonique, il est probable que ces vapeurs emprunteraient à la présence de ce gaz quelques propriétés stimulantes qui ne pourraient être qu'avantageuses.

En résumé, toute la question de l'appropriation des vapeurs des eaux de Vichy, soit directement obtenues par l'évaporation spontanée des sources les plus chaudes, soit artificiellement des eaux échauffées par un procédé quelconque, nous paraît subordonnée à l'appréciation de la proportion suivant laquelle l'acide carbonique s'y rencontrerait. Mais il nous paraît vraisemblable que si cette proportion ne dépassait pas les limites qui pourraient la rendre nuisible, elle serait en réalité tout à fait insignifiante.

La conclusion de ceci, c'est qu'il n'est peut-être pas nécessaire, pour établir à Vichy un système approprié de bains de vapeur, d'emprunter ces vapeurs aux eaux minérales elles-mêmes, et qu'il conviendrait peut-être mieux de recourir à des vapeurs artificielles et auxquelles on donnerait telle composition médicamenteuse que l'on voudrait.

Le complément de cette médication serait l'établissement de bains russes, etc. Il est certain qu'une fois admis le principe de l'utilité d'une telle installation à Vichy, il conviendrait de lui donner les développements les plus complets possibles, tout en se tenant naturellement dans les limites des applications vraisemblables, sujet sur lequel les médecins doivent être tous parfaitement en mesure d'éclairer l'administration.

LETTRE VIII.

—◦◦◦—

DYSPEPSIE ET GASTRALGIE.

Maladies de l'estomac et des intestins. — La dyspepsie et la gastralgie doivent être distinguées l'une de l'autre, nosologiquement et pratiquement. — Indications qui se rattachent au traitement des conditions morbides dont la dyspepsie et la gastralgie sont symptomatiques. — Applications très-différentes des eaux de Vichy dans la dyspepsie et dans la gastralgie, et surtout résultats thérapeutiques très-différents. — Cancer d'estomac. — Vomissements et pneumatoses. — Entérite et dysenterie d'Afrique.

Nous venons d'exposer la médication thermale de Vichy dans les divers éléments dont elle se compose, et les différentes formes sous lesquelles on l'administre. Nous allons présenter en regard un tableau succinct des maladies qui se rencontrent le plus communément à Vichy. Ce rapprochement était indispensable pour remplir l'objet que nous nous sommes proposé, car que serait la médication sans le malade? Comme on peut dire, que deviendrait le malade sans la médication? Nous ne saurions faire passer sous les yeux du lecteur toute la clinique qui se fait à Vichy; une telle entreprise dépasserait les proportions convenables à cet ouvrage; mais nous tâcherons de lui en signaler les parties les plus intéressantes.

Les deux tiers au moins des malades que l'on rencontre à Vichy, viennent demander à ces eaux la guérison ou le soulagement de troubles des fonctions digestives. Pour la plupart des médecins, comme pour les gens du monde, les eaux de Vichy constituent une sorte de panacée de ce qu'on appelle *maladies de l'estomac*. Ceci est vrai de la grande classe de faits que nous avons déjà étudiés, dans mainte publication, sous le nom de dyspepsie; mais, en dehors de ces faits, il importe d'établir des distinctions, au point de vue de l'opportunité des eaux de Vichy. Nous allons essayer de présenter une sorte de tableau nosologique des diverses affections de ce genre que nous avons observées à Vichy, en indiquant ce que nous appelons le pronostic thermal, c'est-à-dire le degré relatif ou le sens suivant lequel chaque forme pathologique paraît de nature à être influencée par le traitement thermal.

Il est un grand nombre d'individus qui, lorsqu'on les interroge sur leur état de santé, répondent qu'ils digèrent mal. Leur appétit est ordinairement nul ou peu développé. Aussitôt après avoir mangé, ou quelque temps après leur repas, ils sont pris d'une sensation de pesanteur, plus ou moins douloureuse, à l'épigastre, de bâillements, d'éructations, d'aigreurs quelquefois, de céphalalgie, de faiblesse générale, d'accablement. Cela dure une heure ou deux, ou plus longtemps, suivant que l'opération de la digestion est plus ou moins longue à s'accomplir, puis, celle-ci effectuée, ils se retrouvent dans leur état normal, jusqu'à ce que le retour d'une nouvelle digestion réveille encore de nouveaux malaises.

Les différents phénomènes que nous venons de mentionner

peuvent se montrer au plus haut degré; mais tous à peu près peuvent manquer également, de telle sorte que tantôt le malaise occasionné par la digestion se borne à certains phénomènes gastriques, et tantôt, ce qui est beaucoup plus rare, il est vrai, ces derniers manquant tout à fait, ce n'est que par de la céphalalgie ou de la courbature, que la présence des aliments dans l'estomac vient à être décelée; de l'existence ou de l'absence, de la combinaison enfin de ces différents phénomènes, de la prédominance surtout des phénomènes gastriques ou de phénomènes éloignés, résultent des apparences fort diverses.

Mais, dans tous les cas, on remarque cette circonstance commune, que c'est par le seul fait des digestions, de la difficulté ou de la lenteur avec laquelle elles s'opèrent, que les troubles fonctionnels en question apparaissent. Supprimons par la pensée le fait de l'introduction des aliments, et la maladie n'aura plus de raison d'être.

C'est cet ordre de faits que, d'après la définition de Cullen, nous réunissons sous le nom de *dyspepsie*.

Mais il peut arriver encore ceci : dans le plus grand nombre des cas, le cercle des manifestations symptomatiques est borné à l'époque et à la durée des digestions; encore celles-ci ne sont-elles pas toujours troublées, lorsque certaines précautions hygiéniques, diététiques ou autres, ont été prises. Or, chez un certain nombre de malades, ces malaises, incessamment renouvelés, le retentissement qu'ils exercent sur l'ensemble de l'économie, sur le système nerveux en particulier, le trouble particulier qui en résulte pour l'assimilation, finissent par altérer la santé générale, à ce point qu'il résulte un véritable état cachectique.

Mais la distinction la plus pratique que l'on puisse faire entre tous ces cas est celle qui résulte de considérations pathogéniques. La dyspepsie est rarement occasionnée par des causes directes. Ce n'est guère dans ce sens qu'agissent les abus de la table. Les causes de la dyspepsie sont presque toujours empruntées à des circonstances qui n'ont, avec l'accomplissement de la digestion, que des liaisons indirectes, mais nécessaires cependant. Nous appelons ces causes hygiéniques ou physiologiques.

Il est des fonctions qui peuvent continuer à s'exercer régulièrement, quel que soit l'état du reste de l'organisme, pourvu que les organes auxquels elles appartiennent soient sains eux-mêmes, et qu'aucun obstacle mécanique ne vienne en entraver le jeu; il en est ainsi des poumons, du cœur (à moins que celui-ci ne soit traversé par un sang altéré), mais non point de l'estomac.

La digestion est un acte essentiellement complexe, dans l'accomplissement duquel des phénomènes mécaniques, chimiques et vitaux, et par conséquent la circulation et l'innervation se trouvent mis en jeu, dans de telles conditions, que l'ensemble de l'organisme paraît y participer tout entier.

Il suffit que l'équilibre de la circulation se trouve momentanément dérangé par l'immersion des extrémités dans l'eau chaude, par exemple, ou d'une partie du corps dans l'eau froide, pour que la digestion soit violemment troublée; il suffit, pour qu'il en arrive ainsi, d'une vive impression nerveuse, une frayeur, une émotion quelconque. Eh bien! ce qui se produit d'une manière immédiate et si manifeste, sous l'influence de ces causes accidentelles, arrive également sous l'influence de causes moins actives, mais continues, empruntées pour la plupart à des habitudes hygiéniques, la vie sédentaire, les préoccupations pendant le repas, le travail d'esprit, certaines occupations mécaniques immédiatement après, l'irrégularité dans les repas. Enfin, c'est là tout un ordre de faits dans lesquels nous voyons la digestion se troubler et la dyspepsie s'établir, parce que l'individu se trouve accidentellement ou habituellement placé dans des conditions défavorables au libre accomplissement de cette fonction. Ce sont là des causes *hygiéniques* de dyspepsie.

Il en arrivera encore ainsi lorsque les conditions nécessaires à une bonne digestion se trouveront troublées par des modifications organiques ou fonctionnelles du système nerveux, de la circulation ou de la composition du sang.

C'est ainsi que nous voyons dans la chlorose, ou dans l'anémie, quel qu'en soit le point de départ, primitive ou consécutive, dépendant d'hémorrhagies, de fièvres intermittentes, d'une alimentation insuffisante, d'une profession insalubre, toutes conditions dans lesquelles la composition du sang aussi bien que la constitution du système nerveux sont profondément altérées, la dyspepsie apparaître comme un des phénomènes les plus constants, et même comme le plus saillant, de l'état constitutionnel.

Nous appelons ces causes de la dyspepsie, *physiologiques*, parce que d'une part elles agissent moins par un caractère morbide déterminé, qu'en changeant les conditions physiologiques de la digestion, et aussi, parce qu'il n'est pas nécessaire que ces conditions défavorables existent à un haut degré pour que les fonctions digestives en soient altérées; il est une limite qui atteint à peine l'état morbide proprement dit, et qui suffit cependant pour apporter quelque trouble dans les fonctions de l'estomac.

La dyspepsie provenant de causes hygiéniques pourra s'appeler primitive, celle provenant de causes physiologiques pourra s'appeler consécutive; mais dans tous les cas, elle se développe par le même mécanisme.

N'y a-t-il pas entre tous ces faits, que nous rassemblons

sous le nom de dyspepsie, de notables distinctions à faire? Oui, sans doute; mais il nous paraît encore difficile d'en arrêter la base. Sera-ce sur le mode symptomatique que l'on s'appuiera, suivant que les symptômes locaux domineront ou les symptômes généraux, suivant que telle ou telle sorte d'aliments trouvera l'appareil digestif plus spécialement réfractaire, permettant d'accuser ainsi d'insuffisance ou d'altération les sécrétions gastriques ou bien les sécrétions intestinales? Prendra-t-on les causes de la dyspepsie pour point de départ de l'arrangement des faits, les causes prochaines ou éloignées, hygiéniques ou physiologiques, l'irrégularité des habitudes diététiques, la contention d'esprit, les peines morales, ou bien la chlorose, la leucorrhée, etc.?

Sous ce double point de vue, les limites où devrait se restreindre la division des faits sont fort difficiles à préciser et très-faciles à étendre, en quelque sorte indéfiniment. Et ce qui arrête surtout, c'est qu'aucune ne peut s'appuyer sur quelque modification organique particulièrement appréciable de l'estomac lui-même; en un mot, la dyspepsie, telle que nous l'entendons, est une maladie sans anatomie pathologique.

Du reste, si l'on considère les choses sous le rapport nosologique, on ne peut nier que la notion de la dyspepsie, telle qu'elle est ici présentée, et malgré ce qu'elle offre encore d'imparfait, ne constitue un progrès, puisque tous les faits qu'elle comporte sont, dans le langage de la plupart des médecins, confondus avec la gastralgie. Il y a là une distinction sur laquelle nous ne cesserons d'insister jusqu'à ce qu'elle soit généralement acceptée, et elle le sera, car on ne manquera pas de reconnaître la convenance de séparer des faits aussi différents par leur définition nosologique, par leurs caractères symptomatiques, par leur pathogénie, par leur traitement enfin.

Nous appelons *gastralgie* la névralgie douloureuse de l'estomac. Nous ne voyons pas trop ce que l'on pourrait objecter à cette définition, qui est parfaitement fidèle au sens du mot qu'elle traduit et à la nature des faits qu'elle exprime. Mais si on l'accepte, il faut bien admettre la distinction de la dyspepsie et de la gastralgie, car il n'est pas plus juste d'appeler gastralgie des dérangements de digestion non douloureux, que d'appeler dyspepsie les douleurs d'estomac sans trouble de la digestion. Quant au côté pratique, il suffit de faire remarquer que, tandis que c'est l'élément douleur qu'il importe d'attaquer dans la gastralgie, on serait fort embarrassé pour le combattre dans la dyspepsie, alors qu'il n'y existe pas, et que les moyens propres à remplir cette indication spéciale deviendraient par suite, non-seulement inutiles, mais certainement nuisibles.

La névralgie douloureuse de l'estomac se montre sous plusieurs formes assez bien déterminées et dont nous avons à signaler les suivantes :

La forme type est l'accès de gastralgie ou crampes d'estomac. Nous n'avons pas à décrire ici ces crises, habituellement si violentes, pouvant atteindre le caractère atroce des coliques hépatiques, d'une demi-heure à plusieurs heures de durée, ordinairement accompagnées de vomissements, débutant et se terminant d'une manière assez soudaine, amenant un ralentissement et surtout un rapetissement considérable du pouls.

D'autres fois, ce sont des douleurs cardialgiques non continues, mais habituelles ou apparaissant à des époques indéterminées et ne revêtant plus le caractère d'accès. D'une intensité tolérable, elles se montrent surtout à jeun et sont plutôt soulagées que ramenées par l'introduction des aliments.

Il y a un certain nombre de gastralgiques chez lesquels existe une douleur cardialgique continue, avec ou sans exaspérations, et que souvent l'introduction des aliments n'augmente en rien. Ce sont souvent de jeunes filles chlorotiques. Cette douleur, ordinairement accrue par la pression, presque toujours limitée, surtout par la sensibilité à la pression, à un espace très-restreint vers la pointe de l'appendice xyphoïde, remontant quelquefois sous le sternum et s'accompagnant de dyspnée, n'atteint jamais la violence des crises gastralgiques et se trouve souvent plus difficile à supporter par sa persistance que par sa vivacité.

Enfin, il est une forme de gastralgie non moins commune chez les jeunes filles chlorotiques, dans laquelle l'introduction des moindres aliments ou de certains aliments détermine des douleurs excessives et souvent de très-longue durée. Ici, comme dans la dyspepsie, c'est bien à la présence des aliments que se rattachent les manifestations symptomatiques ; mais celles-ci consistent alors essentiellement dans la douleur, ce qui n'existe pas dans la dyspepsie elle-même.

Maintenant, il est un certain ordre de faits où nous trouvons combinés ensemble les symptômes de la gastralgie et de la dyspepsie, et que nous appellerons dyspepsie gastralgique ou gastralgie dyspeptique, suivant que l'une ou l'autre de ces formes dominera ou bien encore représentera l'élément duquel l'autre procédera. L'analyse de ces faits est très-facile à concevoir.

Il peut arriver que, chez un dyspeptique, et par suite même du trouble entretenu par la lenteur des digestions, le système nerveux local s'exalte au point de donner lieu à des phénomènes gastralgiques ; ou bien encore il peut se faire que, chez un gastralgique, le retour des douleurs finisse par troubler le mécanisme des digestions et détermine un état

dyspeptique. Cette confusion apparente de symptômes et
d'éléments morbides provient tout simplement de ce que les
formes suivant lesquelles les éléments organiques de l'estomac et les fonctions qu'ils mettent en jeu peuvent être trou-
blés, sont fort complexes et dans leurs combinaisons et dans
leurs réactions mutuelles, et surtout ne se prêtent pas nécessairement à un arrangement nosologique.

La gastralgie et la dyspepsie, toutes distinctes qu'elles
soient l'une de l'autre, se peuvent donc rencontrer sur le
même terrain et multiplier ainsi les indications thérapeutiques qui appartiennent à l'une et à l'autre. Elles peuvent se
rencontrer également sur le terrain de l'étiologie.

Nous avons insisté, dans de précédentes publications, sur
ce que les causes de la dyspepsie étaient généralement dé-
pressives et celles de la gastralgie plutôt stimulantes, les premières plus souvent générales et consistant en causes morales
tristes, excès d'occupations intellectuelles, alimentation insuffisante, affections débilitantes, tandis que les causes locales,
abus de régime, émotions passionnelles, etc., président plutôt au développement de la gastralgie. Ce contraste, pris d'une
manière générale, est très-vrai; cependant il y a effectivement une foule de causes identiques qui produisent tantôt
l'une, tantôt l'autre de ces affections, et il n'en saurait être
autrement.

Les circonstances étiologiques que nous venons d'énumérer
agissent moins encore en raison de leur nature, en tant que
causes, qu'en raison des conditions dans lesquelles elles trouvent l'estomac et surtout l'organisme auquel elles s'adressent.
C'est ainsi que, chez une femme atteinte de leucorrhée considérable ou de pertes habituelles, l'appareil digestif se ressent
presque immanquablement de l'état morbide de l'appareil
utérin; eh bien! ce sera tantôt sous la forme de dyspepsie, tantôt

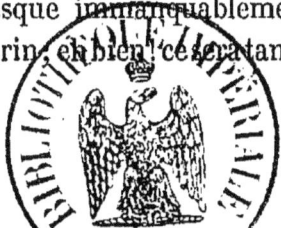

sous celle de gastralgie. La dyspepsie se montre de préférence chez les femmes molles, faibles et lymphatiques, la gastralgie chez les femmes robustes, ou sèches et bilieuses. Ceci est du reste élémentaire en étiologie. Si la même maladie peut se développer sous l'influence d'un grand nombre de causes variées, une même circonstance étiologique peut présider à l'apparition des états morbides les plus divers.

Toute la thérapeutique de la gastralgie et de la dyspepsie est basée sur une semblable notion. Jetons un coup d'œil sur les ressources que nous présentent les eaux de Vichy à ce sujet.

La dyspepsie est presque toujours avantageusement modifiée par le traitement thermal de Vichy. Voici comment il faut se rendre compte de l'action du traitement vis-à-vis les phénomènes qui la constituent.

Le traitement thermal doit être considéré à la fois sous le double rapport de son action locale sur l'appareil digestif, et de son action générale sur l'ensemble de l'organisme et sur les autres états morbides qui peuvent coexister.

Lorsque la dyspepsie est simple et idiopathique, elle guérit habituellement d'une manière complète et facile, par l'usage des eaux de Vichy. Celles-ci agissent alors comme modificateur spécial et direct de l'appareil digestif.

Mais la dyspepsie est le plus souvent symptomatique de quelque autre état morbide, général ou local. Il faut alors, pour obtenir la guérison de la dyspepsie, deux choses : que l'affection qui la domine se prête elle-même à l'action thérapeutique des eaux de Vichy; ensuite, que le traitement thermal soit dirigé en vue de cette autre affection. Cette double condition remplie, on sera certain d'obtenir du traitement des effets avantageux; mais on ne sera pas toujours sûr d'obtenir la guérison complète de la dyspepsie, car il est souvent difficile d'arriver à la guérison complète de ces affections chroniques ou constitutionnelles, dont la dyspepsie dépend si souvent. Alors il en est de ces malades comme de ceux qui ne peuvent ou ne savent se débarrasser de conditions hygiéniques vicieuses. .

Que ce soit le malade qui retombe dans de mauvaises habitudes, ou l'organisme dans des conditions anormales, il n'en résulté pas moins le retour à peu près nécessaire des accidents dyspeptiques, quelque prise que le traitement ait eue d'abord sur eux. Cependant même alors, telle est l'aptitude du traitement thermal de Vichy vis-à-vis les accidents de la dyspepsie, qu'on obtient presque toujours au moins des effets palliatifs, importants et durables. Mais il faut bien comprendre surtout que la plupart des dyspeptiques que nous voyons à Vichy ont deux choses à combattre : l'état dyspeptique, mais qui n'est souvent en réalité que secondaire, et quelque autre condition morbide locale ou constitutionnelle, à laquelle tient la dyspepsie elle-même. On voit aussi de quelle importance il est que le médecin chargé de diriger le traitement thermal porte un diagnostic attentif et certain. En effet, il arrivera une de ces trois choses :

Ou les conditions morbides étrangères à la dyspepsie sont de nature à être avantageusement modifiées par les eaux de Vichy, et alors il importe de diriger dans ce sens particulier l'administration du traitement thermal; ou bien les eaux de Vichy ne sauraient remplir elles-mêmes toutes les indications réclamées par ces conditions morbides, il faut alors ajouter au traitement thermal tel ou tel moyen indiqué dans la circonstance; ou bien enfin il se découvre à côté de la dyspepsie des contre-indications formelles au traitement thermal, il faut naturellement renoncer à celui-ci, ou le renvoyer à une époque ultérieure.

Ce dernier cas, s'il est de beaucoup le plus rare, n'est cependant pas le moins important à connaître. Mais, en résumé, on peut établir que les eaux de Vichy, moyennant qu'elles se trouvent adaptées à toutes les indications existantes, et qu'aux modes variés d'administration qu'elles présentent on ajoute au besoin des moyens thérapeutiques auxiliaires, offrent d'immenses ressources contre la dyspepsie et les états morbides qui l'accompagnent le plus habituellement.

Il n'en est plus de même dans la *gastralgie*.

La seule forme de gastralgie dans laquelle nous ayons obtenu du traitement thermal de Vichy des résultats réellement avantageux, c'est celle par accès déterminés, crampes d'estomac, accès de gastralgie. Dans aucun des cas de ce genre, nous n'avons encore vu manquer les effets du traitement, dans le sens soit de la guérison, soit au moins d'une atténuation considérable de ces accidents si douloureux.

Dans tous les autres cas, de douleur cardialgique fixe, continue ou non, ou nous n'avons obtenu aucune amélioration, ou même le traitement a dû être interrompu, sous peine de voir les symptômes de la gastralgie s'accroître sous son influence.

Voici comment ces résultats peuvent s'interpréter :

Il est difficile d'admettre que le traitement thermal possède une action salutaire directe sur des accidents de forme purement névralgique. Ce n'est guère qu'en agissant sur des conditions générales de l'organisme, ou sur certains états organiques ou fonctionnels dont ces accidents névralgiques dépendent, que ceux-ci peuvent rentrer sous l'empire des eaux de Vichy.

D'un autre côté, l'existence actuelle de symptômes névralgiques contre-indique généralement l'usage du traitement thermal, qui manque raremen de les exaspérer.

Il faut donc deux conditions pour que les eaux de Vichy puissent être employées utilement dans la gastralgie. Il faut, d'une part, que cette gastralgie tienne à des causes organiques ou fonctionnelles qui soient de nature à être effectivement modifiées par ces eaux; il importe, d'une autre part, que les phénomènes névralgiques n'existent pas actuellement, et ne se trouvent pas ainsi exposés à être exaspérés par le traitement.

Cette double circonstance peut se rencontrer, en effet, dans la gastralgie, par accès périodiques.

Il est facile, et c'est une circonstance capitale, de n'administrer le traitement que pendant les intervalles des manifestations de la maladie, et à des époques qui s'en trouvent aussi éloignées que possible; et nous devons admettre que toutes les gastralgies que nous avons traitées, tenaient à des conditions propres à être modifiées dans un sens favorable par le traitement.

Il n'en est plus de même dans les autres formes de la gastralgie, alors que la douleur cardialgique se montre d'une manière continue, sinon permanente. Le traitement venant à coïncider avec la manifestation, risque fort de l'exaspérer, ou du moins a beaucoup moins de prise sur elle, et, dans quelques circonstances, nous avons vu la santé générale s'améliorer, la digestion même altérée se rétablir, sans que la douleur cardialgique s'en trouvât très-sensiblement modifiée. Ceci paraît tenir à ce que l'élément névralgique peut s'être fait, primitivement ou consécutivement, une existence propre, et jusqu'à un certain point indépendante des autres conditions de l'organisme. La gastralgie ne serait pas alors symptomatique, mais essentielle.

Tels sont les principes généraux de l'application des eaux de Vichy à la gastralgie. On voit combien, sous ce rapport, comme sous tant d'autres, la distinction entre la gastralgie et la dyspepsie est importante à établir.

Nous avons dû entrer dans quelques développements au sujet de la dyspepsie et de la gastralgie, ces deux états qui sont peut-être, à eux seuls, aussi communs que tous les autres états pathologiques ensemble, car ils se lient presque immanquablement, à un degré quelconque, à la plupart des dérangements de la santé. Nous nous contenterons de quelques courtes indications, relativement à d'autres maladies, ou altérations fonctionnelles dominantes, de l'appareil gastro-intestinal.

On envoie à Vichy des *cancers d'estomac.* Nous ne supposons pas que ce soit avec l'espérance de les voir guérir; mais quand les malades ne sont pas encore *in extremis,* c'est sans doute dans l'espoir de les soulager et de ralentir les progrès du mal. Mais ce sont là des espérances vaines, et le traitement thermal nous a paru plutôt propre à accélérer qu'à modérer la marche de la maladie. Mêmes remarques à propos du cancer de l'intestin.

On rencontre encore de ces *vomissements* singuliers, d'apparence tout essentielle, qui reviennent tous les jours, en général aussitôt après le repas, et n'empêchant pas, du reste, l'appareil digestif d'assimiler ce qui reste, la nutrition de s'entretenir, et la santé générale de se soutenir; ou bien de ces *pneumatoses* énormes qui rendent la vie de société presque impossible. Tous ces malades ne viennent, en général, à Vichy, qu'après avoir épuisé toutes les ressources de la thérapeutique. Les effets des eaux, fort remarquables dans les vomissements, sont beaucoup plus inconstants dans les pneumatoses.

Les maladies des *intestins* sont, de toutes les maladies

qu'on trouve à Vichy, celles peut-être dont le traitement est le plus difficile et réclame le plus d'attention.

Parmi ce qu'on désigne un peu arbitrairement sous le nom d'*entérite* (mais c'est à propos des maladies chroniques que l'on s'aperçoit surtout de l'insuffisance et de l'incorrection de la nomenclature médicale, et ce n'est pas la nomenclature de M. Piorry qui y changera rien), il y a les diarrhées, et puis ces cas où l'on observe des alternatives de diarrhée et de constipation, avec ballonnement habituel, sensibilité du ventre, surtout vers la région cœcale. Bien des cas de ce genre, répondant parfaitement à ce qu'on observe dans la dyspepsie proprement dite, semblent mériter le nom de *dyspepsie intestinale*. Mais il y a là toute une pathologie à faire. C'est dans ces derniers cas surtout que les eaux réussissent, mais toutefois administrées avec une infinie réserve et dirigées avec une attention soutenue. On a de moins heureux résultats dans les diarrhées anciennes et continues, dans les diarrhées séreuses surtout où l'on n'obtient pas grand'chose ; mais dans les diarrhées glaireuses, pseudo-membraneuses surtout, on a plus de chances de réussir. Nous ne devons pas oublier de signaler les services considérables que les eaux de Vichy rendent dans les périodes erminales et consécutives des dysenteries d'Afrique.

LETTRE IX.

—⋆⋆⋆—

MALADIES DU FOIE.

Les eaux de Vichy présentent certainement une aptitude
toute particulière au traitement des maladies du foie. La
notoriété qu'elles possèdent à cet égard n'a rien d'exagéré,
bien qu'elle ait besoin d'être mieux raisonnée; et non-seulement le traitement thermal avec tous les moyens dont il dispose, mais encore l'eau minérale transportée, se trouvent
légitimement indiqués dans la plupart des cas où les fonctions du foie sont troublées ou bien la texture de cet organe
superficiellement altérée.

Les effets directs que l'eau de Vichy exerce dans ces maladies, s'expliquent peut-être par la facilité avec laquelle les

agents médicamenteux qu'elle renferme abordent l'appareil hépatique; on peut dire en effet que c'est de première main que le foie reçoit les principes minéralisateurs introduits dans l'estomac et saisis par les vaisseaux absorbants. Il serait intéressant d'analyser le foie d'animaux soumis depuis quelque temps à un régime d'eau de Vichy. Cet organe ne retiendrait-il pas une partie des éléments chimiques qui s'y rencontrent? Et la bile elle-même ne viendrait-elle pas à s'en charger, de manière à se trouver effectivement modifiée dans sa composition, et à remplir l'office d'agent d'élimination? Il est superflu, jusqu'à ce que ces expériences, très-praticables, aient été faites, d'insister davantage sur ces suppositions. Contentons-nous de signaler ce fait incontestable, que, dans l'administration de l'eau de Vichy, c'est l'appareil hépatique qui reçoit le plus directement et le plus rapidement les éléments minéralisateurs introduits, que ce soit à simple titre de passage ou d'organe condensateur, comme on l'appelle volontiers aujourd'hui.

Cependant, il s'en faut que les eaux de Vichy se trouvent indiquées dans tous les cas où le foie est malade. Alors que l'altération de cet organe est constituée par la présence d'éléments nouveaux, ou par la dégénérescence des éléments du foie, par exemple cancer, tubercules, tissu fibreux, hydatides, cirrhose même, le traitement thermal de Vichy n'a rien à faire alors; son moindre inconvénient serait de demeurer impuissant contre de telles altérations.

Il n'y a point d'année que nous ne voyions arriver à Vichy des malades atteints d'ascite ou d'anasarque dépendant d'une maladie du foie. A cette époque de la maladie, le diagnostic anatomique de l'affection hépatique est ordinairement impossible à établir avec précision, l'épanchement abdominal soustrayant le foie lui-même à toute inspection directe. La plupart de ces malades succombent à Vichy, les autres ont grand'peine à s'en retourner chez eux. Cirrhose ou cancer du foie, tel est en général le diagnostic que la marche de la maladie, à défaut de données plus précises, nous permet de porter. Nous ne pouvons qu'engager vivement les médecins à épargner aux malades qui se trouvent dans de telles conditions, un voyage sans résultat possible, et souvent funeste par les efforts même qu'il suscite; et il est d'ailleurs un degré d'altération de la santé où le changement de milieu et de régime, si favorable par lui-même dans tant de circonstances, entraîne au contraire une aggravation assurée.

La maladie du foie au traitement de laquelle les eaux de Vichy se montrent surtout appropriées, c'est l'engorgement du foie. Qu'est-ce que l'engorgement du foie?

Chacun de nos organes présente une aptitude particulière vers tel ou tel état pathologique. Dans l'encéphale, ce qu'on observe surtout, ce sont des modifications variées et passagères de la circulation sanguine, c'est la congestion encéphalique; les poumons sont surtout disposés à l'inflammation aiguë, franche; le foie et la rate, à l'engorgement chronique ou subaigu; dans ce dernier organe sous l'influence à peu près exclusive des fièvres d'accès, dans le premier, outre ce même ordre de causes, sous l'influence présumable de dérangements dans les fonctions digestives, et d'autres fois encore, si l'on peut ainsi dire, *proprio motu*. L'engorgement du foie se montre souvent comme une maladie simple et primitive, au moins dans le ressort de nos moyens d'observation.

Il existe une notable analogie de structure entre le foie et le poumon. Ces deux organes sont essentiellement constitués par un tissu cellulaire abondant et par une circulation sanguine extrêmement active, appartenant à un double système, et en outre, par un système de canaux afférents aux fonctions particulières de chacun d'eux.

Exposé, par la pénétration de l'air atmosphérique, à toutes sortes de vicissitudes, le poumon est sujet aux inflammations franches et aiguës dont le foie, protégé de toutes parts, se trouve à peu près exempt, dans nos climats au moins. En outre, l'élément fluxionnaire subaigu et l'élément catarrhal, lorsqu'ils se portent sur l'appareil pulmonaire, trouvent à se fixer et à se dépenser en quelque sorte sur la muqueuse bronchique, qui, par ses infinies ramifications, fait corps avec le parenchyme de l'organe. Les canaux hépatiques n'offrent au foie rien de semblable, de sorte que les mêmes éléments morbides ne peuvent que s'épuiser dans le tissu de l'organe lui-même. De là peut-être ces engorgements qui ne peuvent guère se définir anatomiquement que par l'idée d'un épaississement du parenchyme celluleux de l'organe, consécutif parfois à une inflammation ou une irritation aiguë, mais quelquefois aussi primitif, et semblant tenir le milieu entre l'inflammation chronique et l'hypertrophie.

Voici les divisions que nous avons pu établir entre les cas nombreux d'engorgement que nous avons eu à observer.

Quelques-uns avaient succédé à des accidents aigus, ayant revêtu tantôt la marche d'une véritable hépatite, tantôt l'apparence plus simple et plus rapide de coliques hépatiques. Cela répondait à l'idée d'une maladie aiguë passée à l'état chronique. L'engorgement hépatique nous a semblé, dans quelques circonstances, lié à l'existence de coliques hépatiques calculeuses.

Dans un certain nombre de cas, l'engorgement du foie avait paru se développer consécutivement à des troubles fonctionnels de l'appareil digestif de forme dyspeptique.

D'autres fois, il s'était développé graduellement sans trouble fonctionnel déterminé. Il avait toute l'apparence d'une maladie essentielle.

D'autres fois, enfin, il était symptomatique d'une maladie du cœur.

La physionomie et la gravité de ces engorgements du foie varient singulièrement, suivant que les fonctions du foie, ou les fonctions digestives, ou la santé générale sont plus ou moins altérées.

Il peut y avoir un ictère léger ou très-foncé, des douleurs hépatiques, de la sensibilité dans tout l'organe, ou bien l'augmentation de volume du foie, générale ou partielle, avec ou sans déformation, ne s'accompagner à peu près d'aucun autre symptôme hépatique. De même les digestions peuvent être profondément troublées, les symptômes de la dyspepsie exister à un haut degré; mais les fonctions digestives peuvent également s'exercer en apparence d'une manière normale, les selles être naturelles. Enfin, il peut y avoir de l'amaigrissement, de la débilité, ce qui arrive ordinairement, s'il existe un ictère prononcé, accompagné de prurit surtout; il peut y avoir de l'œdème dans les membres inférieurs, de l'ascite surtout.

Ces engorgements simples du foie ne paraissent pas offrir par eux-mêmes une gravité absolue, dans ce sens qu'ils ne menacent pas directement la vie. Aussi les occasions de les étudier anatomiquement ne se montrent-elles presque jamais. Mais ce sont des maladies souvent longues, rebelles à la thérapeutique ordinaire, et qui doivent toujours laisser craindre par leur prolongation quelque transformation funeste. Les altérations organiques ou hétéromorphes sont sans doute très-souvent primitives, comme le cancer dans l'estomac, l'utérus, la mamelle, le foie; mais nul doute que les désordres chimiques, fonctionnels ou organiques de ces mêmes

organes, ne leur constituent un terrain fertile où elles viennent aisément s'implanter, pour peu que la constitution s'y
prête, alors que la préservation, par l'hygiène ou la thérapeutique, de ces conditions favorables à leur développement,
eût pu en écarter indéfiniment l'apparition.

Telle est l'idée générale qu'on peut se faire de ces engorgements du foie que nous rencontrons en si grand nombre à
Vichy. Les effets du traitement thermal ne sont pas, dans
tous les cas, également prononcés : sous cette apparence
extérieurement identique de simple accroissement de volume
de l'organe, il se cache sans doute des différences d'organisation que nous ne savons pas définir. Mais dans ce cas encore, comme dans tant d'autres, il est bien rare que l'on
n'obtienne pas du traitement thermal, sinon la guérison re-
cherchée, au moins un certain degré d'amélioration des
conditions générales ou locales, d'autant plus précieuse que
l'insuccès du traitement thermal laisse en général peu de
chances à une meilleure réussite d'un traitement quelconque.

Nous avons remarqué, au sujet du degré d'ancienneté de
la maladie, qu'une date trop récente ou trop ancienne était
également peu favorable aux résultats du traitement. C'est
entre dix-huit mois et quatre ans de durée que la résolution de ces engorgements nous a paru s'opérer le plus
facilement.

Nous n'avons jamais vu le traitement réussir, à peine
avons-nous pu le faire tolérer, dans les cas d'ascite ou d'anasarque considérables; il est vrai que, dans tous ces cas, le
diagnostic de l'altération organique du foie, au point de vue
de sa nature, nous a laissé quelques doutes. Mais lorsqu'on
croit avoir de bonnes raisons pour n'admettre qu'un engorgement simple, un œdème des extrémités inférieures et
même un léger degré d'ascite ne contre-indiquent pas le

traitement, pas même toujours les bains, moyennant que l'action de ces derniers soit surveillée de fort près.

Les effets primitifs du traitement s'exercent surtout sur les conditions générales de la santé et sur les fonctions digestives, où demeurent, dans un grand nombre de cas, inappréciables. Ce n'est, en général, que consécutivement, soit à la fin du traitement, soit même après un laps de temps notable écoulé, que l'organe malade lui-même paraît subir à son tour l'influence du traitement : remarque déjà faite depuis longtemps par Prunelle.

Lorsque l'état des organes digestifs ne s'y oppose pas, il faut employer les eaux à dose un peu élevée. L'engorgement du foie est une des maladies où l'eau minérale peut, avec le plus d'avantage, être administrée en assez grande proportion, et être ainsi tolérée sans peine. Il pourrait être intéressant de rechercher si la cause en est dans l'état du foie lui-même.

Les *coliques hépatiques* sont une des maladies dans lesquelles on peut le plus sûrement compter sur les effets thérapeutiques de l'eau de Vichy. Cependant elles soulèvent souvent une question de diagnostic : sont-elles ou non calculeuses? et même s'agit-il réellement de coliques hépatiques?

Si l'on n'entendait absolument établir le diagnostic des coliques hépatiques calculeuses que sur la constatation directe des concrétions biliaires, on demeurerait dans le plus grand nombre des cas dans l'impossibilité de le préciser. Il est assez rare en effet que l'on arrive à pouvoir saisir sur le fait cette circonstance importante. La cause en est certainement dans la répugnance que sollicite en général ce genre de recherches, mais surtout dans la difficulté d'en obtenir des résultats formels. Il ne suffit pas en effet de chercher ces concrétions, parmi les matières des déjections, à la suite des coliques; il faut remarquer qu'elles ne peuvent manquer, dans beaucoup de circonstances, de s'arrêter durant le long trajet intestinal qu'elles ont à parcourir, pour être expulsées au moment où l'on s'y attend le moins, alors qu'elles s'étaient soustraites aux premières explorations.

Nous croyons, dans un article publié il a plusieurs années, dans le *Supplément au Dictionnaire des Dictionnaires de médecine,* nous croyons nous être prononcé d'une manière trop exclusive au sujet de la nature calculeuse des coliques hépatiques. Il est impossible de n'être pas frappé de la ressemblance qui existe souvent entre ces coliques et certains accès de gastralgie ou d'entéralgie. On a beaucoup à apprendre encore au sujet des névralgies de l'abdomen. Nous avons vu des entéralgies simuler d'une manière frappante la colique néphrétique. La manière dont s'accomplit, pendant la durée ou à la suite des accès, la mixtion, peut suffire pour éclairer alors le diagnostic. Nous avons également remarqué plus d'une fois que des accidents de ce genre, simulant la colique hépatique, étaient accompagnés ou suivis d'une émission abondante de ces urines décolorées que l'on désigne sous le nom d'*urines nerveuses.* Cette circonstance, qui nous paraît peu conciliable avec l'idée de colique hépatique calculeuse, peut annoncer qu'il s'agit d'une véritable hépatalgie, et quelquefois, peut-être, d'une entéralgie dont le siége se rapprocherait du foie.

Nous devons rappeler ces difficultés de diagnostic, déjà maintes fois signalées du reste depuis plusieurs années, d'autant plus fâcheuses qu'elles se rapportent à des faits de caractère fort différent, et qui comportent nécessairement de notables différences dans le traitement. Cependant hâtons-nous d'ajouter que le traitement thermal de Vichy paraît également indiqué dans des circonstances en apparence aussi diverses, ce qui n'étonnera pas absolument, puisque nous l'avons vu nous fournir d'excellents résultats dans la forme de gastralgie qui précisément se rapproche le plus des accidents auxquels nous faisons allusion.

Il est incontestable que les eaux de Vichy constituent un traitement remarquablement efficace des coliques hépatiques calculeuses, cette maladie contre laquelle la thérapeutique offre si peu de ressources. Comment agissent-elles? Est-ce en dissolvant ou en délayant les concrétions biliaires, sans doute par l'entremise de la bile qui, chargée des principes chimiques de l'eau de Vichy, apporterait dans la vésicule biliaire les matériaux de cette dissolution? Il y a beaucoup d'objections à faire à cette théorie de la dissolution, celle-ci entre autres, que les eaux de Vichy ne sont pas moins salutaires dans le traitement des concrétions de cholestérine que dans celui des concrétions de matière colorante, bien qu'on ne puisse leur attribuer, sur les premières, aucune action chimique quelconque.

Des recherches que nous avons faites touchant l'étiologie des calculs biliaires, et que nous avons publiées il y a quelques années, nous ont porté à admettre que ces concrétions se formaient généralement par suite d'un ralentissement dans le cours de la bile cystique, parfois de la bile hépatique, ou de quelque obstacle apporté à sa libre circulation. Il est probable que les eaux de Vichy agissent surtout en accélérant le cours de la bile, en imprimant une activité particulière aux sécrétions hépatiques, en apportant aux organes excréteurs une tonicité nouvelle, peut-être enfin en modifiant, sous le rapport chimique, la production de la bile, mais non pas sans doute de la manière que l'on a supposée.

Il est certain que, sous l'influence du traitement thermal,

l'expulsion des calculs se trouve singulièrement facilitée; sans douleurs quelquefois, mais plus souvent avec des coliques, qui surviennent à Vichy même, ou immédiatement après le traitement thermal. Quelquefois même cette disposition du traitement thermal à provoquer des coliques est tellement forte, que l'on voit les malades demeurer incessamment sous l'imminence de coliques qui se reproduisent à de courts intervalles, et se réveillent surtout dès que les limites d'une excessive réserve, dans l'administration du traitement, se trouvent un instant dépassées. Ce sont des faits de ce genre qui nous ont certainement fourni les cas les plus difficiles, en fait de direction du traitement thermal. Il faut une extrême persévérance pour continuer la médication à travers ces douleurs extrêmes, ces crises violentes, et le découragement ou l'inquiétude qui saisissent le malade; en même temps, il faut apporter une délicatesse infinie dans l'administration des eaux, une surveillance de tous les instants pour le régime, enfin un recours discret et opportun aux moyens, si souvent stériles, malheureusement, que la thérapeutique peut opposer à ces phénomènes douloureux. Du reste, les coliques hépatiques qui surviennent pendant ou aussitôt après le traitement thermal, annoncent presque toujours précisément une atténuation considérable de la maladie, sinon son entière disparition, et nous n'avons jamais eu à regretter d'avoir insisté, dans les cas auxquels nous venons de faire allusion, sur l'usage des eaux, au moins dans les limites qu'il nous semblait possible d'atteindre. Nous devons ajouter que nous avons vu ces coliques hépatiques, survenues pendant la durée du traitement thermal ou immédiatement après, s'accompagner beaucoup plus souvent de l'expulsion de calculs biliaires, que les coliques précédentes.

Le traitement des coliques hépatiques, à Vichy, est généralement fort simple. Des bains quotidiens, et qu'il est inutile de prolonger beaucoup, l'eau de l'*Hôpital*, si l'état de l'estomac en indique l'usage, le plus souvent celle de la Grande-Grille, dont la dose ne doit jamais dépasser de six à sept verres, telle en est la formule habituelle. Cependant nous y ajoutons souvent des douches ascendantes, indiquées par la constipation, habituelle dans cette maladie, et, quand il n'existe pas de menace actuelle de coliques hépatiques, des douches sur la région hépatique. S'il existe une disposition formelle aux coliques, il faut s'en tenir à l'eau de l'*Hôpital*, à très-faibles doses, coupée même d'une infusion quelconque, et aux bains de l'*Hôpital*, tous les deux ou trois jours. Si les coliques éclatent, on suspend aussitôt le traitement thermal, pour le reprendre, avec ménagement, mais assez promptement après la disparition des douleurs. Cependant il est bon de ne pas trop se hâter, et de savoir résister, autant que possible, à l'impatience des malades.

Dans les cas ordinaires, le traitement doit être un peu prolongé, et se continuer, s'il est possible, pendant trente ou quarante jours. Il n'est pas moins nécessaire de revenir à Vichy, même quand les coliques ne se sont point reproduites, car, dans ces sortes de maladies, on ne sait jamais au juste où l'on en est, et il faut qu'un traitement, pour devenir curatif, dépasse les limites nécessaires, si l'on veut être assuré qu'il ait atteint un degré suffisant.

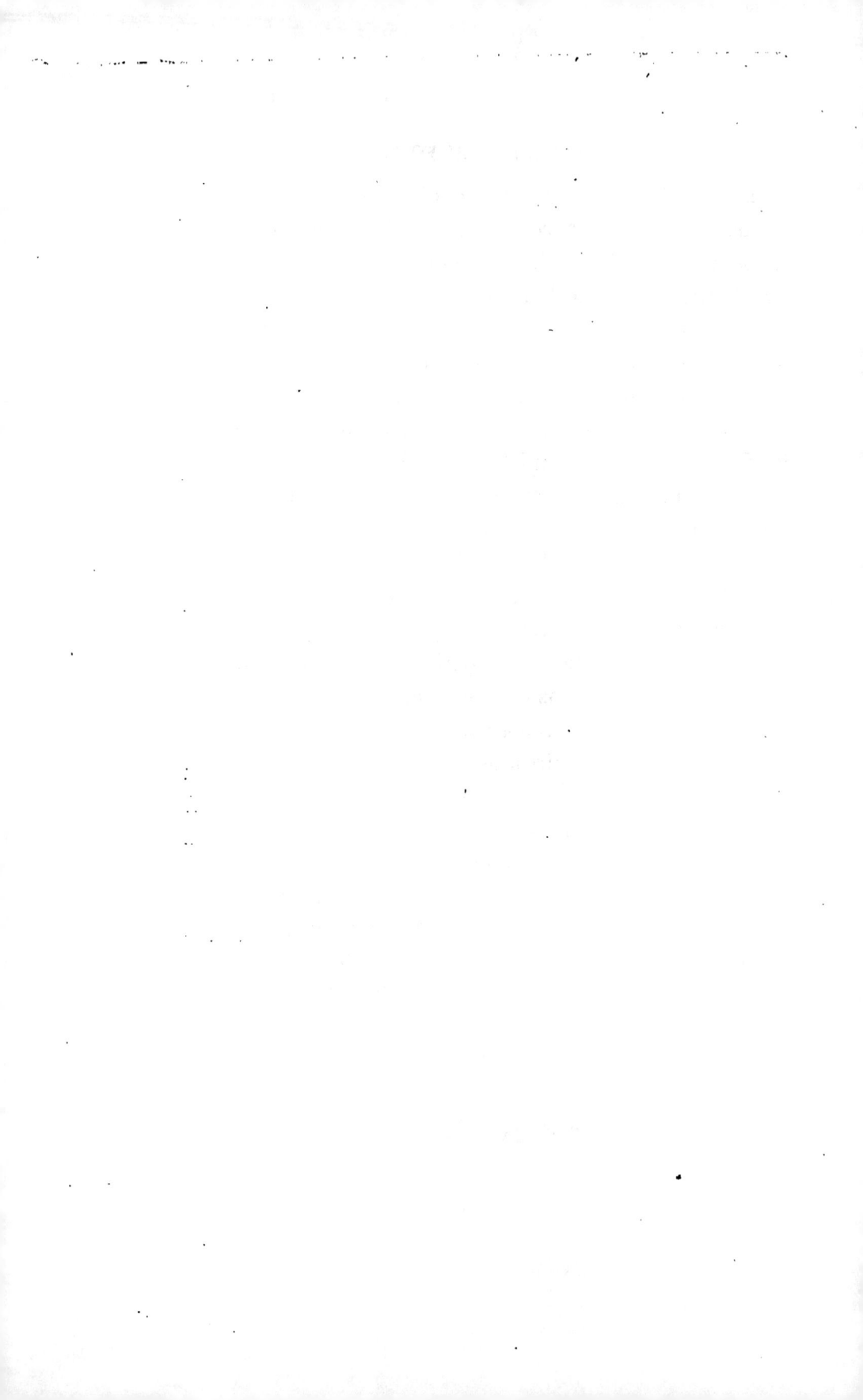

LETTRE X.

———◦◦◦◦———

GOUTTE.

Historique de la goutte à Vichy. — Deux partis en présence. — Intervention
de l'Académie de médecine. — Opinions exagérées. — Étude de la pathogénie
de la goutte. — Analyse physiologique et chimique des phénomènes qui
servent à caractériser cette maladie. — Analyse de l'action thérapeutique des
eaux de Vichy dans la goutte. — C'est aux phénomènes physiologiques, et
non point aux phénomènes chimiques de la goutte, que s'adresse le traitement thermal. — Considérations sur la meilleure direction à donner à ce
traitement.

Il n'est pas nécessaire, pour disserter utilement sur une maladie ou sur une médication, de posséder une théorie complète de l'une ou de l'autre. Le champ de nos communications, sinon de nos études, se trouverait dans ce cas singulièrement restreint, ou bien on se croirait obligé de se lancer
dans ces théories qu'il est si agréable de construire, mais
qu'il serait prudent d'abandonner quand on a pu se convaincre qu'elles sont inhabiles à se soutenir d'elles-mêmes.
Ces réflexions sont entièrement applicables au sujet sur lequel je me propose de faire porter cette étude.

La goutte et les eaux de Vichy. Assurément, s'il nous fallait d'abord définir ce qu'est la goutte comme maladie, et ce

que sont les eaux de Vichy comme médication, nous nous trouverions aussi embarrassé que de plus habiles que nous le seraient à notre place. Mais de ce que nous ne sommes à même, ni les uns ni les autres, de définir avec précision la maladie goutteuse ou la médication thermale de Vichy, cela ne veut pas dire que nous ne puissions pénétrer jusqu'à un certain point dans l'un et dans l'autre de ces sujets, et formuler ce que l'observation clinique et ce que la réflexion nous ont appris à leur endroit. C'est sur un semblable terrain que se tiendra cette étude. Cependant, comme nous allons rencontrer sur ce sujet des théories qui n'ont pas été présentées avec la réserve dont nous venons de signaler l'opportunité sur une matière aussi obscure encore, nous serons naturellement obligé de les discuter.

Nous entrerons immédiatement en matière. La goutte est une maladie suffisamment connue, sinon dans son essence, au moins dans ses formes, pour qu'il soit inutile d'insister sur les différents points de son histoire auxquels nous aurons à faire allusion.

Dans les premiers temps de notre séjour à Vichy, on nous a souvent adressé la question suivante : « Êtes-vous pour ou contre la goutte? » Cela voulait dire : « Consentez-vous à traiter les goutteux par l'eau de Vichy? » Depuis les querelles célèbres que l'antimoine et le quinquina ont autrefois allumées dans la Faculté, dans le parlement et dans la ville, semblable chose ne s'était point vue. Les moyens termes n'étaient pas admis. Les médecins de Vichy étaient pour ou contre la goutte, et leur clientèle respective, se croyant tenue à prendre un parti dans cette grave question (les eaux minérales portent beaucoup à la médecine), se partageaient en deux camps, pour ou contre la goutte. Quant à nous, un peu embarrassé sur ce terrain nouveau, nous fûmes bientôt classé : honoré de l'estime et de l'amitié de Prunelle, il fut entendu que nous étions contre la goutte, et les goutteux commencèrent par nous fuir obstinément.

Ayant entrepris de retracer, dans ces lettres, tout ce qui se rapporte à la pratique de Vichy, nous devons y donner place à cet épisode, demi-burlesque, demi-sérieux, qui appartient à l'histoire de Vichy, et qui appartient également, si l'on veut, à l'histoire de l'esprit médical. Comme nous n'avions, sur cette question de la goutte, aucun engagement, ni aucun parti pris, nous avons pu la juger, au moins avec une complète impartialité, première qualité d'un historien.

Cependant, justement émus des contradictions de deux médecins, tous deux officiels, nantis tous deux d'une clientèle imposante, dont l'un menaçait des plus grands périls les goutteux assez imprudents pour se traiter à l'eau de Vichy, et dont l'autre, semblant narguer ces inquiétants pronostics, abreuvait les malades de doses considérables, les goutteux (on sait que la goutte forme une des classes les plus intelligentes et les plus opulentes de la nosologie) envoyèrent une députation au ministre de l'agriculture et du commerce, pour lui représenter la nécessité de faire cesser cet état de choses. Le ministre, n'osant prendre lui-même un arrêté qui condamnât ou prescrivît l'eau de Vichy, renvoya l'affaire à l'Académie de médecine. Mais l'Académie ne pouvait pas faire plus que le ministre, en cette circonstance. Mise en demeure, la savante compagnie nomma une commission, dont le rapporteur fut notre excellent collègue, M. Patissier.

Mais un seul des antagonistes s'était présenté dans la lice. Prunelle, et la science et l'art ont plus d'un reproche de ce genre à adresser à sa mémoire, avait fait défaut. Cependant, malgré le silence, faut-il dire, de la partie adverse, malgré les nombreuses observations apportées par M. Petit, et les tendances très-formelles du rapporteur dans le même sens, l'Académie rendit l'arrêt, c'est-à-dire formula les conclusions suivantes : « Les faits, quelque importants qu'ils nous paraissent, ne suffisent pas pour décider une question si difficile et si compliquée ; mais tels qu'ils sont, ils permettent au moins d'établir que les eaux de Vichy ont été jusqu'ici plutôt utiles que nuisibles. »

Cette réponse, qui n'en était pas une, l'Académie n'en pouvait faire d'autre. Nous voyons, dans le sein de cette célèbre compagnie, les discussions les plus considérables et les plus approfondies fournir d'intéressantes études, mais n'aboutir, malgré l'intervention des hommes les plus autorisés, à aucune conclusion possible. Comment l'Académie aurait-elle pu, sans risquer de se compromettre, formuler une décision sur la foi d'observations qu'aucun de ses membres n'était en mesure de contrôler ou de répéter lui-même? Et d'ailleurs, on sait bien qu'en thérapeutique, il ne suffit pas d'aligner une série d'observations pour prouver quelque chose.

Voilà pourquoi, en dépit des goutteux, du ministre et de l'Académie, on nous demandait si nous étions pour ou contre la goutte.

Ces discussions, du reste, où l'intérêt scientifique se laisse étouffer par la personnalité, n'aboutissent jamais. En quoi toutes les querelles dont Vichy s'est trouvé le théâtre pendant vingt ans, à l'occasion de la goutte, et les pamphlets en vers et en prose dont elles ont été le sujet, ont-elles avancé l'histoire pathologique de la goutte, ou fait faire quelques progrès à la thérapeutique de cette maladie? La question en est toujours au même point. Les choses s'y passent plus pacifiquement, voilà tout.

De l'histoire, passons maintenant à la critique, et exposons ce que, d'après les observations des autres et d'après notre expérience personnelle, nous croyons pouvoir dire de la goutte, relativement au traitement thermal de Vichy.

Il est arrivé ce que l'on pouvait aisément prévoir, c'est que la vérité nous a paru résider entre les opinions extrêmes que nous avons trouvées régnantes à Vichy.

Nous avons reconnu, avec M. Petit, que le traitement thermal de Vichy exerçait une influence manifeste et favorable sur la diathèse goutteuse, mais en nous gardant bien de le suivre dans ses théories qui nous paraissent absolument inacceptables, ni dans un mode de traitement qui porte le moule exact de ses théories. Nous avons, comme Prunelle, porté toute notre attention sur les indications et les contre-indications que la goutte présente soit à l'emploi des eaux de Vichy, soit à tel ou tel mode d'administration de ces eaux; mais nous nous sommes gardé de pousser, comme il l'a fait, cet esprit de critique jusqu'à une négation à peu près absolue.

Ce qu'il importe de savoir, ou du moins d'étudier, c'est dans quels cas et dans quelles limites le traitement thermal de Vichy peut agir sur la diathèse goutteuse, et la modifier en quelque chose.

L'idée qui, dans beaucoup d'esprits, relie l'application de Vichy au traitement de la goutte, réside dans l'opposition de la nature alcaline de ces eaux avec les acides que l'on suppose constituer l'élément dominant de la goutte. M. Petit n'est pas le seul qui ait écrit que l'existence d'acides en excès dans l'économie, constitue la cause déterminante de la goutte. Nous connaissons beaucoup de médecins distingués qui n'en voient pas davantage dans la pathogénie de cette maladie; mais il faut, il nous semble, une certaine inattention, pour s'arrêter seulement devant ce qu'on nous permettra peut-être d'appeler une pareille hérésie médicale!

D'abord il est inexact de considérer les acides comme constituant la matière de la goutte ; ce sont des produits azotés qui forment les dépôts articulaires et urinaires qui ont surtout attiré l'attention dans l'étude de cette maladie.

Les phénomènes vitaux qui constituent les maladies à leur principe, entraînent des modifications dans la texture de nos tissus ou dans la composition de nos humeurs, lesquelles modifications donnent naissance à des combinaisons nouvelles, réfractaires à l'assimilation, ou étrangères aux transformations normales, et, par conséquent, destinées à être éliminées par une voie quelconque, ou bien résorbées par un mécanisme peu connu, sous peine de créer dans l'organisme des produits morbides, organisés ou non, qui deviennent à leur tour un des éléments de la maladie elle-même.

Ce qui sépare surtout l'école dite organicienne, des écoles vitalistes, c'est que la première base toute sa nosologie sur la considération de ces modifications de texture ou de composition, au point de vue soit de leur siége, soit de leur nature, attendant ainsi que la maladie se soit matérialisée pour la caractériser. Mais jamais l'école organicienne n'a commis cette faute de prendre pour des causes ce qu'elle envisageait seulement, et par nécessité, comme des caractères. Ce que nous combattons ici, ce ne sont, il faut bien le remarquer, que des erreurs, au moins ce que nous tenons pour telles, isolées et qui ne sont imputables à aucune doctrine.

Il est donc bien entendu que, lorsqu'on vient nous dire que c'est un principe acide qui est la cause déterminante de la goutte (Petit), ou bien que l'urate de soude est la cause matérielle de la goutte (Cruveilhier), c'est une médecine à part que l'on fait à propos de cette maladie.

A-t-on jamais dit que la cause de l'inflammation était un

principe albumineux, parce que l'inflammation fournit des produits albumineux? Pourquoi donc, de ce que la goutte fournit des produits d'une certaine composition chimique, en conclurait-on que la goutte reconnaît pour cause un excès d'acides ou de principes azotés? Pourquoi ce qui serait un contre-sens ailleurs, deviendrait-il ici une vérité?

De même que, dans l'inflammation, l'élément albumine qui existe dans nos organes, pour les besoins de la nutrition, s'amasse, s'agrége et revêt les formes d'exsudation ou de suppuration que l'on sait, de même dans la goutte, les principes azotés que renferment soit le sang, soit nos tissus, et qui sont destinés soit à s'incorporer avec eux par le phénomène de l'assimilation, soit à être éliminés, spécialement par l'appareil rénal, se réunissent vers les points d'élection de la maladie, en vertu des phénomènes fluxionnaires qu'elle détermine, et peuvent à la longue engendrer ces produits que l'on connaît. Maintenant, pourquoi ce départ de l'albumine dans un cas, de l'azote dans l'autre? C'est le secret de la vie, secret dans lequel nous pénétrerons, sans doute, plus avant que nous n'avons fait jusqu'ici, mais qui, sans doute aussi, ne se révélera jamais complétement à nous.

Sans contester donc qu'il y ait aucune utilité à s'efforcer de modifier ces produits de la maladie, nous dirons que ce serait une puérilité que de s'y attacher au point de vue de la guérison de la maladie elle-même. Si les eaux de Vichy n'avaient d'autre effet que de détruire, à mesure qu'ils s'accumuleraient, ces produits de la diathèse goutteuse, il faudrait encore les employer sans doute; mais ce ne serait assurément qu'une médication bien accessoire, puisque, ne touchant en rien à la diathèse, elle laisserait le malade incessamment en proie aux retours des accidents qu'elle ne serait propre ni à conjurer ni à atténuer. Mais la médication thermale de Vichy fait mieux que cela. C'est à la diathèse goutteuse elle-même qu'elle s'attaque, non pas, sans doute, à la manière d'un spécifique, dont les effets peuvent se mesurer en quelque sorte d'avance, et surtout s'assurer avec·une certitude relative, mais comme un modificateur salutaire dans les limites qu'il lui est donné d'atteindre, et précieux encore malgré ce qu'il a d'imparfait.

Voyons maintenant dans quel sens nous pourrons comprendre que les eaux de Vichy atteignent le principe diathésique de la goutte?

Que nous enseigne l'hygiène au sujet de la goutte, ou, si l'on veut, que nous apprend la physiologie de la goutte? C'est qu'un individu chez lequel les fonctions digestives, cutanée ou urinaire, s'exercent normalement et avec un certain degré d'activité, paraît le plus possible à l'abri des atteintes de la goutte. Or, comme ce sont là précisément les fonctions qui sont le plus directement afférentes à la nutrition, c'est-à-dire à l'assimilation, il est permis de croire que la goutte consiste spécialement dans une altération de la nutrition, peut-être pourrait-on dire dans une erreur de l'assimilation. De ce désordre dans l'assimilation, résulte un départ anormal des principes azotés, et une direction vicieuse de ces mêmes principes, destinés à être éliminés.

Entrons dans quelques courts développements à ce sujet.

Il peut être considéré comme acquis à la physiologie, que l'oxygène introduit dans le sang par l'acte de la respiration, est nécessaire à l'accomplissement des deux ordres de phénomènes qui constituent la nutrition, c'est-à-dire l'assimilation, et l'élimination des divers éléments apportés à nos tissus, lesquels, réduits à leur dernière expression, sont représentés par carbone, azote et hydrogène. Il est donc permis de faire jouer, dans l'analyse intime de ces phénomènes, tel rôle que l'on voudra à la prédominance des principes azotés introduits, par exemple, eu égard à la proportion d'oxygène abordant nos tissus, ou bien à l'insuffisance de l'oxygène eu égard à la proportion des principes azotés introduits, ce qui revient au même et peut se traduire ainsi : introduction d'une alimentation azotée excessive, alors que l'activité de la respiration et l'exercice qui en est un des principaux régulateurs n'atteint pas le degré nécessaire pour introduire une proportion d'oxygène équivalente; ou bien, inactivité absolue de la respiration, de l'exercice, insuffisance de l'oxygénation du sang, eu égard à la proportion d'azote nécessairement introduite par les aliments.

Et la traduction hygiénique de ces données chimiques et physiologiques est que, lorsqu'on use d'une alimentation considérable et surtout succulente (azotée), il faut faire beaucoup d'exercice. Ici, comme dans bien d'autres exemples, nous voyons l'observation vulgaire précéder la notion scientifique et l'analyse chimique.

Maintenant, puisque c'est aux dépens des combinaisons azotées de nos tissus que s'exerce le trouble de la nutrition qui paraît constituer le fond de l'affection goutteuse, il est bien évident qu'en diminuant l'introduction des aliments azotés, vous amoindrirez ou vous retarderez la marche de ces phénomènes de nutrition vicieuse, et par suite de leurs manifestations. C'est ainsi que, dans le diabète, en cessant de fournir à l'économie du sucre, vous amoindrissez les manifestations les plus graves de la maladie. Mais vous aurez beau refuser l'azote à l'économie, vous n'en détruirez pas pour cela la diathèse goutteuse, pas plus qu'en lui refusant le sucre, vous ne détruisez la diathèse glucosurique. Et de

11.

même que si cette dernière a un certain degré d'intensité, vous aurez beau soumettre vos malades à la diète animale exclusive, ils n'en cesseront pas pour cela de montrer du sucre, de même quand la diathèse goutteuse existe à un certain degré, vous avez beau amoindrir indéfiniment l'introduction de l'azote (vous ne pourrez, il est vrai, la supprimer absolument), vous avez beau pousser à l'oxygénation du sang, vos malades n'en ont pas moins la goutte alors; et ces gouttes sont les plus cruelles et les plus fécondes en produits, par cela même qu'elle n'emprunte rien, la maladie, en dehors de la force même et vicieusement dirigée de l'organisme.

Cherchons actuellement à rapprocher de ces faits ce que nous savons de l'action des eaux de Vichy. Les théories que l'on accepte si aisément, au sujet de l'action des eaux de Vichy dans la goutte, supposent deux choses qui ne sont vraies ni l'une ni l'autre : c'est que l'on posséderait la théorie pathogénique de la goutte, d'une part, et, de l'autre, la théorie des eaux de Vichy. Mais nous pouvons faire pour les eaux de Vichy ce que nous avons fait pour la goutte, essayer d'arriver jusqu'au point où nous cessons d'y voir clair.

Nous savons d'une manière générale, avons-nous dit plus haut, qu'un individu chez qui les fonctions digestives, cutanée et urinaire, s'opèrent d'une manière normale, et avec un certain degré d'activité, est le moins exposé possible aux atteintes de la goutte. Et comme ce sont là les fonctions essentiellement afférentes à la nutrition, nous avons conclu que l'intégrité des phénomènes de nutrition était la première condition préservatrice de la goutte, que cette affection, enfin, consistait en un vice particulier, en une erreur de la nutrition.

Or, nous pouvons établir parallèlement qu'un des effets les plus manifestes des eaux de Vichy, convenablement pri-

sès et adaptées au sujet, est de régulariser les fonctions digestives, cutanée et urinaire, et de leur imprimer une activité toute particulière, et par suite que, directement ou
indirectement, les eaux de Vichy tendent à maintenir l'intégrité des phénomènes intimes de la nutrition.

Nous pouvons donc en conclure que les eaux de Vichy
tendent à préserver de la goutte, ou à corriger la diathèse
goutteuse, en maintenant l'intégrité de la nutrition, ou en
rétablissant celle-ci troublée. Et comme ce sont les phénomènes de nutrition vicieuse qui précèdent les manifestations
goutteuses, nous avons raison de dire que les eaux de Vichy
agissent réellement sur la diathèse goutteuse, sur le fond de
la maladie, tandis que si, au lieu de s'attaquer à cette période initiale, elles ne s'adressaient qu'à la période termi-
nale, et aux produits chimiques qui apparaissent alors,
elles ne constitueraient qu'un moyen palliatif à peine, et
tout à fait accessoire.

Remarquons encore une chose : c'est que nous trouvons
ici comme dans certaines dyspepsies, comme dans certains
états chloro-anémiques, que le traitement thermal de Vichy
paraît agir exactement à la manière de conditions hygiéniques salutaires, auxquelles on peut donner la valeur de
moyens thérapeutiques, en les faisant succéder à des conditions opposées, ainsi le séjour et surtout les occupations de
la campagne, la chasse, les voyages, enfin l'exercice dans le
sens hygiénique du mot.

La médication thermale fait-elle quelque chose de plus?
intervient-elle plus directement dans ces phénomènes de
nutrition pervertie, qui, de physiologiques, sont devenus
pathologiques? La chose est vraisemblable. Mais dans quel
sens et à quel degré intervient-elle? voici ce que nous ne
pouvons dire; voici, du moins, ce que déclarent ignorer au-

jourd'hui toutes les personnes qui se sont occupées profondément et consciencieusement d'hydrologie médicale. Il y a donc de bien intéressantes études à suivre dans ce sens, et nous espérons qu'elles ne seront pas absolument stériles.

On voit cependant qu'avec cette double restriction relative à la notion pathogénique de la goutte, et à ce que nous pouvons pénétrer de l'action physiologique et thérapeutique des eaux de Vichy, ce n'est pas une médication empirique que nous opposons à cette maladie. Nous suivons des indications déterminées, et nous définissons le sens dans lequel nous croyons agir; et ceci est tout à fait important, car de ce point de vue ainsi rationnalisé, ou du point de vue de dissolution chimique que nous avons exposé précédemment, dépend absolument la direction du traitement.

De la théorie chimique de la goutte et du traitement de cette maladie par les eaux de Vichy, découle nécessairement l'emploi de ces eaux d'une manière banale, et à la plus haute dose possible, de manière à saturer et à dissoudre le plus qu'on pourra, conséquence logique, et que les malades poussent volontiers à l'absurde, et qui a rendu proverbiales les prouesses de la source des Célestins. On sait, en effet, qu'il n'est pas rare de voir des goutteux absorber de cette eau de six à dix ou douze litres par jour, ce qui représente de trente à soixante grammes de bicarbonate de soude.

Cette théorie chimique condamne encore ses partisans à déclarer la goutte habituellement curable par les eaux de Vichy, car celles-ci seraient alors un spécifique de la goutte, et nous ne comprenons pas une médication spécifique qui ne guérirait pas. Mais les médecins consciencieux déclarent que les eaux de Vichy ne guérissent pas la goutte, aveu qui suffit à lui seul pour prouver que la théorie est erronée.

Car, puisque vous dites que la goutte est occasionnée par un excès d'acides dans l'économie, et que d'un autre côté vous prétendez alcaliser l'économie et la saturer au moyen de l'eau de Vichy, du moment que celle-ci est saturée, les acides devraient être neutralisés et la goutte guérie.

La chose serait, comme on le voit, fort aisée, et il est bien regrettable qu'il n'en soit pas ainsi, car il n'y aurait même plus besoin de médecins pour diriger une telle médication.

Quant à nous, procédant d'une autre façon, moins ambitieuse, mais plus conciliable en apparence avec les résultats de l'observation acquise, nous entendons simplement placer les goutteux dans des conditions de santé générale meilleure, et telle que la goutte ait le moins de raisons et d'occasions pour se manifester, faire enfin thérapeutiquement pour les goutteux, ce que ceux-ci se font à eux-mêmes hygiéniquement par le régime et le genre de vie, mais nous le faisons d'une manière plus formelle, plus durable, plus essentielle en quelque sorte ; aussi dirigeons-nous le traitement dans le sens que les conditions individuelles nous désignent, nous gardant de chercher à alcaliser nos malades, idée chimérique heureusement, car si on y réussissait, on ne ferait sans doute que substituer une maladie à une autre, mais nous efforçant non-seulement de restituer à toutes les fonctions le degré d'activité qui leur est nécessaire, mais même ce surcroît d'activité qui paraît le meilleur préservatif de l'affection goutteuse, et adressant ainsi spécialement le traitement, suivant les cas, aux fonctions digestives, cutanée, urinaire, enfin poursuivant des indications particulières et précises, au lieu de s'attacher à une indication unique et hypothétique. Et en agissant ainsi, non-seulement nous faisons une thérapeutique rationnelle, mais nous ne courons aucun des hasards qui attendent les médications perturbatrices, dans le traitement de la goutte.

La goutte est une de ces maladies dont il faut respecter les manifestations, et dont on doit craindre de troubler la marche régulière, tout en cherchant à modifier graduellement les conditions organiques qui président à leur développement. Nous ne connaissons pas une médication active de la goutte qui ne présente ses dangers. Nous rangerons au nombre de celles-ci les eaux de Vichy administrées à haute dose. Ce qui, à la vérité, prévient généralement les conséquences fâcheuses d'un tel mode d'administration de ces eaux, c'est que l'élimination des principes actifs de l'eau minérale se développant proportionnellement avec la quantité introduite, préserve l'économie du danger d'une médication exagérée. Mais il n'est pas prudent de compter sur la régularité de tels phénomènes : sans parler de certaines circonstances dépendantes de l'état de la tête, ou des organes thoraciques, communes chez les goutteux, qui, si elles ne contre-indiquent pas toujours le traitement thermal d'une manière absolue, en rendent du moins l'administration fort délicate, nous avons été maintes fois obligé de suspendre ou de modifier ce traitement chez des goutteux qui (malgré le terrain favorable que leur acidité prétendue offrait à l'action neutralisante des alcalins) ne parvenaient pas à le tolérer, et plus d'un exemple d'accidents graves ou mortels, consécutifs au traitement thermal, sont venus éveiller des doutes sur la part que ce dernier avait pu prendre dans leur développement.

Aussi pouvons-nous établir la proposition suivante, que la goutte est, parmi toutes les maladies que l'on traite à Vichy, une de celles dont le traitement réclame le plus de précautions et de surveillance.

Le complément naturel de cette étude sera d'exposer ce qu'en définitive les goutteux ont à espérer des eaux de Vichy.

Les eaux de Vichy ont pour effet d'atténuer les manifestations de la goutte. Les accès de la goutte aiguë et régulière deviennent plus rares et moins sévères; les déformations de la goutte chronique s'amoindrissent, et les raideurs articulaires s'assouplissent. Mais il est impossible de préciser dans quelles limites ces différents résultats pourront s'obtenir. Sans doute le degré de la diathèse, son ancienneté, la forme des accidents, les conditions d'hérédité, de genre de vie, pourront fournir des éléments au pronostic. Mais on ne peut rien établir de certain. Il y a des gouttes aiguës ou chroniques sur lesquelles, sans qu'on sache pourquoi, le traitement thermal n'a point de prise.

Cependant on doit, dans la généralité des cas, espérer que les accès de goutte s'éloigneront et deviendront plus courts en même temps que moins douloureux. C'est là ce qui arrive habituellement. Dans quelques cas même, on a vu des intervalles de plusieurs années séparer les manifestations goutteuses. M. Petit en a rapporté des exemples. Nous en avons rencontré nous-même, mais seulement dans des gouttes commençantes. Ces cas sont rares du reste.

Dans la goutte chronique, on voit souvent des nodosités isolées disparaître entièrement; mais il ne faut pas compter sur la résolution de déformations considérables. Des membres entièrement impotents peuvent recouvrer une partie de leurs fonctions.

Nous devons faire encore remarquer en passant, que c'est surtout à propos de la goutte chronique et de ses déformations que la théorie de la dissolution, et de ce que nous pouvons appeler la dissolution brute, s'est exercée. La diminution ou même la disparition des tumeurs goutteuses nous semble

cependant pouvoir s'expliquer aisément sans son intervention.

Comment s'entretient ou s'accroît un gonflement ou un
tophus goutteux chronique? Par suite de la continuité insen-
sible, ou avec exacerbations, de la fluxion articulaire qui,
dans la goutte aiguë, ne s'opérait que par accès; si vous parvenez à diminuer ou à suspendre ce mouvement fluxionnaire, vous arrêtez naturellement le développement, et si
l'on peut ainsi dire, la nutrition de ces tumeurs. Mais s'ils
cessent de s'alimenter et de s'accroître, ces produits excré-
mentitiels déviés, si peu organisés qu'ils sont par eux-
mêmes, se flétrissent, et se trouvent livrés à la résorption in-
terstitielle, commune aux molécules normales et anormales
déposées dans nos tissus. Et le traitement thermal a précisément pour effet de stimuler très-activement les éléments de
cette résorption. Voici comment nous comprenons la disparition ou la diminution des tumeurs goutteuses, et cette explication nous paraît plus vraisemblable que la théorie qui
suppose que ces tumeurs se fondent tout simplement dans
l'eau de Vichy.

Nous terminerons par une remarque qui résume l'idée dominante de toute cette étude.

Il n'est pas un traitement un peu efficace de la goutte qui
n'offre par lui-même quelques inconvénients ou quelques
dangers pour la santé générale. Le traitement thermal de
Vichy, au contraire, à la condition indispensable toutefois
qu'il soit administré d'une manière rationnelle, ne peut précisément modifier d'une manière avantageuse la diathèse
goutteuse, qu'en exerçant sur la santé générale une action
non moins favorable.

LETTRE XI.

DIABÈTE.

Application des eaux de Vichy au diabète. — Action du traitement thermal sur les conditions chimiques de l'urine; sur l'état général de l'organisme. — Le traitement thermal ne dispense pas de suivre un régime approprié. — Contre-indications. — Appréciation des effets obtenus à Vichy. — Rapprochement de quelques résultats obtenus dans d'autres stations thermales.

Le diabète est une maladie sur la pathogénie comme sur le traitement de laquelle nous ne possédons que des données fort incertaines.

Sous le premier rapport, nous en sommes réduits à des théories qui, malgré le talent avec lequel elles ont été présentées et l'apparence satisfaisante qu'elles offraient d'abord, n'ont guère que la valeur déterminée d'études, intéressantes sans doute, mais insuffisantes pour obtenir une solution; et quant à la thérapeutique, nous nous trouvons en face de traitements palliatifs importants, mais non point encore de traitements curatifs.

Nous exposerons ici les résultats de notre pratique à Vichy, dans le traitement des diabétiques que nous avons eu à soumettre à l'usage de ces eaux thermales. La question du diabète a été l'année dernière l'occasion de quelques communications à la *Société d'hydrologie médicale de Paris*. Nous mettrons ces communications à profit, mais aucune d'elles n'a eu pour objet le fond de la question pathologique ou thérapeutique du diabète.

Nous devons supposer le lecteur au courant et de la séméiologie de cette maladie, et des recherches importantes dues à MM. Bouchardat, Mialhe et Bernard, à son sujet. Nous nous dispenserons donc de reproduire une exposition que l'on trouve dans tous les articles sur le diabète, et nous nous bornerons à cette remarque, que nous soumettons aux réflexions du lecteur : que tandis que les *théories* de MM. Bouchardat et Mialhe, contradictoires entre elles, et tout à fait inacceptables, l'une et l'autre, si l'on veut les donner comme exprimant d'une manière formelle et complète la pathogénie du diabète, ont fourni d'importantes données thérapeutiques, d'un autre côté, les observations et les découvertes de M. Bernard, si précises et si certaines, n'ont pu encore être mises à profit pour le traitement de cette maladie.

C'est principalement par suite des vues théoriques et des recommandations de M. Mialhe, nous nous plaisons à lui rendre cette justice, que les alcalins et, à ce titre, le traitement thermal de Vichy, ont été prescrits aux diabétiques.

La présence du sucre dans l'urine ne suffit pas pour constituer le diabète. Les observations de M. Reynoso ont appris que ce principe immédiat pouvait se montrer dans l'urine, par le seul fait de l'embarras de la respiration, et M. Dechambre a remarqué, d'un autre côté, que beaucoup de vieillards présentaient du sucre dans l'urine, ce qu'il semble naturel de rapporter à l'imperfection ordinaire de l'hématose dans un âge avancé.

Tous les diabétiques que nous avons traités à Vichy présentaient, à un degré prononcé, les symptômes du diabète. La soif, l'abondance des urines, la sécheresse de la bouche, l'amaigrissement et la perte des forces, caractérisaient la maladie de la manière ordinaire. Chez quelques-uns, l'embarras de la parole et la félidité particulière de l'haleine révélaient, au premier abord, la nature de la maladie. L'appétit n'était exagéré, au moins actuellement, que dans un petit nombre de cas; beaucoup se plaignaient de dégoût et d'anorexie; les fonctions de la peau n'étaient pas toujours abolies.

La quantité de sucre contenue dans l'urine avait été rarement dosée. On sait, du reste, qu'au point de vue de la direction du traitement, et du degré approximatif de concentration du sucre, il suffit d'examiner l'urine à l'aide de réactifs, généralement faciles à employer : par exemple, la potasse ou la liqueur de Barreswil.

Chez tous ces malades, à l'exception d'un seul, la durée de la maladie remontait à plus d'une année; chez quelques-uns même, les premiers symptômes, souvent méconnus pendant longtemps, paraissaient dater d'un temps beaucoup plus long.

Presque tous avaient déjà été soumis à un traitement approprié. On sait que le traitement actuel du diabète ne varie guère : privation d'aliments féculents ou sucrés, plus ou moins scrupuleusement suivie, régime animal toujours, insistance plus ou moins grande sur le vin ou les spiritueux, frictions toniques ou stimulantes, boissons sudorifiques, bains de vapeur quelquefois, toniques à l'intérieur, alcalins dans quelques cas; telles sont les prescriptions auxquelles la plupart des diabétiques sont uniformément soumis.

Tous ces malades avaient vu leur état s'améliorer dans une certaine mesure, dès qu'ils avaient suivi ce traitement. Mais si chez quelques-uns cette amélioration avait persisté à un degré important, ne laissant plus que des traces, manifestes encore, mais fort amoindries, de la maladie, chez la plupart celle-ci s'était arrêtée à un point qu'elle n'avait pu dépasser; et les accidents les plus considérables du diabète reparaissant dès l'instant où les malades se relâchaient imperceptiblement du régime ou du traitement qu'on leur avait imposé, la santé générale allait toujours se ruinant, et les progrès de la maladie ne paraissaient avoir été que retardés, plutôt que véritablement enrayés.

Ce tableau général nous paraît aussi propre que quelques observations isolées, à donner une idée fidèle du groupe de malades dont nous voulons entretenir le lecteur.

Diabète bien caractérisé, durant depuis un temps assez long; intervention du traitement thermal consécutivement au traitement ordinaire du diabète, celui-ci n'ayant eu généralement qu'une action fort incomplète sur la marche de la maladie, tels en sont les caractères les plus importants. Nous allons exposer maintenant les résultats que nous avons obtenus du traitement thermal, considéré d'une manière abstraite et indépendamment des diverses formes suivant lesquelles il peut être employé.

Le premier effet du traitement est, en général, de diminuer la quantité du sucre contenu dans l'urine. Cet effet ne manque presque jamais de se faire sentir, quelquefois dès le second jour, pour la plupart des cas dans les six premiers jours; il n'y a que de rares exceptions à cela.

Cette action du traitement thermal sur les conditions chimiques de l'urine n'est pas persistante. Dans les cas où le sucre avait disparu complétement à Vichy, il s'est toujours

montré de nouveau; mais, dans la plupart des cas, alors, il
ne reparaît plus dans les mêmes proportions. Nous devons
ajouter cependant que nos observations n'ont pas dépassé
encore, sous ce rapport, un espace de six années. Cette réapparition du sucre, que l'on ne voit guère s'opérer pendant la
durée même du traitement thermal, a lieu quelquefois plusieurs mois seulement après le départ de Vichy; encore est-
elle soumise à l'observance d'un régime convenable, car,
comme nous le verrons tout à l'heure, le traitement thermal
de Vichy ne préserve que jusqu'à un certain point de suivre
le régime diététique indiqué dans le diabète. Sous ce double
point de vue, de la réapparition du sucre et de la nécessité
du régime dans une limite quelconque, l'expérience de
M. Petit paraît semblable à la nôtre.

En résumé, action généralement très-rapide du traitement
sur les conditions chimiques de l'urine, amenant une diminution considérable, ou même une disparition absolue, du
sucre; persistance possible de ces effets après le traitement,
mais pendant un temps limité; réapparition du sucre, souvent moindre qu'avant le traitement; nécessité de combiner
toujours, au moins dans de certaines limites, un régime convenable au traitement thermal : telles sont les remarques
générales que nous trouvons à faire, relativement à l'action
du traitement sur le sucre contenu dans l'urine.

A mesure que le sucre diminue dans l'urine, les divers
symptômes diabétiques diminuent, en général, dans la même
proportion.

D'abord la quantité de l'urine; en même temps celle-ci se
colore et reprend un peu d'odeur urineuse. Elle perd aussi
rapidement que dans les autres maladies l'acidité que nous
lui avons toujours trouvée avant de commencer le traitement, et même elle nous a paru prendre plus constamment

des caractères franchement alcalins. Nous avons souvent trouvé dans l'urine des diabétiques une certaine proportion d'albumine. Nous n'avons pas remarqué que celle-ci fût influencée d'une manière notable par le traitement; elle persistait au même degré, malgré la diminution, ou même la disparition du sucre.

· La soif et la sécheresse de la bouche sont ordinairement les premiers symptômes qui paraissent influencés par le traitement thermal.

· Les malades accusent, sous ce rapport, un soulagement immédiat, que traduisent aussitôt leur prononciation et leur physionomie. On sait, en effet, ce qu'a de caractéristique l'aspect inquiet et grimaçant d'un diabétique dont la langue se colle au palais, dont les lèvres ne parviennent pas à s'humecter, dont le gosier aride ressent péniblement l'air même qui le traverse. En même temps que la soif s'apaise, que le besoin de rendre les urines s'éloigne, le sommeil reparaît, l'agitation nerveuse de la plupart des diabétiques se calme, et leur moral ne tarde pas à se relever.

· Nous n'avons guère eu occasion d'observer l'action du traitement thermal sur l'appétit désordonné des diabétiques. Plus souvent nous avons vu, sous l'influence des eaux, le dégoût qu'inspirait le régime exclusivement animal diminuer, les digestions lourdes et pénibles se régulariser, l'appétit reparaître. Quant à l'haleine nauséabonde et pénétrante, et vraiment spécifique, qu'exhalent quelques diabétiques, et dont les appartements où ils ont passé quelques minutes conservent encore des traces au bout de plusieurs heures, nous ne l'avons jamais vue céder au traitement thermal, lors même que celui-ci amenait des changements notables dans la composition de l'urine, et même dans la santé générale. Mais il faut ajouter que les diabétiques qui présentent cette circonstance sont, en général, affectés à un très-haut degré et ne se trouvent guère susceptibles que d'un retour fort imparfait. En un mot, c'est là un symptôme d'un pronostic certainement fâcheux.

L'action du traitement thermal sur les fonctions de la peau mérite d'être étudiée avec attention.

Chez la plupart des diabétiques, la peau ne fonctionne presque plus. La sécheresse extrême de la surface cutanée, sa rudesse, un état manifeste d'atonie enfin, constituent un caractère important du diabète, mais non pas un caractère essentiel, c'est-à-dire constant. Plusieurs de nos diabétiques, bien que la maladie offrît chez eux une durée déjà longue et un degré considérable, n'avaient point cessé de transpirer, et la peau ne présentait pas de caractères particuliers. La plupart cependant se présentaient, sous ce rapport, dans les conditions ordinaires.

Nous avons été plusieurs fois frappé d'un fait, que l'on a peut-être signalé du reste; c'est que, de tous les symptômes diabétiques, la sécheresse de la peau est celui qui résiste le plus au traitement ordinaire, et principalement diététique, du diabète. La soif, la sécheresse de la bouche diminuent, l'abondance et les caractères sucrés des urines s'amoindrissent, les forces reparaissent même; mais la peau ne reprend pas ses fonctions, ou ne les reprend que dans une proportion bien moindre. Dans les cas légers et récents, sans doute, il n'est pas très-difficile de rétablir les fonctions de la peau; mais nous voulons parler des cas où la maladie est prononcée, du degré auquel on la rencontre le plus souvent dans la pratique, car le diabète ne sera sans doute jamais une maladie que l'on ait communément à traiter dès son début.

Or, un bon nombre de nos malades arrivaient à Vichy après avoir subi, pendant un temps plus ou moins long, le traitement ordinaire, et particulièrement diététique, de cette maladie. Ils se portaient mieux, comme nous l'avons indiqué plus haut, le sucre avait diminué, et l'ensemble des symptômes était avantageusement modifié; mais ils avaient la peau rude, sèche, parcheminée, comme auparavant, ou bien à peu de choses près.

Sous l'influence du traitement thermal, au contraire, on voit peu à peu la peau s'adoucir, s'assouplir, s'humecter enfin. Nous n'avons presque jamais vu de sueurs abondantes s'établir : il est rare que les eaux de Vichy agissent précisément à la manière des diaphorétiques; mais, comme dans tant d'autres maladies chroniques, où l'atonie de la peau est un des caractères et devient un des éléments de la maladie, les fonctions si importantes de ce système se rétablissent lentement et graduellement.

La constipation est ordinaire chez les diabétiques; une constipation opiniâtre, et qui paraît tenir surtout au traitement des sécrétions intestinales. Les eaux de Vichy n'agissent que très-lentement, et secondairement, sur ces sortes de constipations. Mais on obtient d'excellents résultats des douches ascendantes, qui, continuées avec un peu de suite, parviennent quelquefois à rétablir définitivement, en partie au moins, les fonctions du gros intestin.

Quant à l'état général, quant au rétablissement des forces musculaires, du moral, du sommeil, il suit de très-près et d'une manière très-prononcée les changements subis par l'urine et par les symptômes essentiels du diabète. C'est ce retour considérable et rapide qui caractérise surtout le traitement thermal, et c'est principalement sous ce rapport qu'il est si souvent nécessaire pour compléter l'action insuffisante du traitement purement diététique.

Tels sont les effets généraux du traitement thermal de

Vichy sur les diabétiques qui y sont soumis. Mais tous ne les subissent pas de la même manière. Comme il arrive dans toutes les maladies et à propos de toutes les médications, il se rencontre ici des circonstances favorables et défavorables, des indications et des contre-indications : il s'agit de les définir.

Cette tâche n'est pas aisée, en présence de l'obscurité qu enveloppe la pathogénie du diabète. Il est probable que cette maladie ne reconnaît pas, dans tous les cas, la même cause prochaine. Il est permis de supposer que des altérations primitives, fonctionnelles ou matériellement appréciables, de l'appareil hépatique, de la respiration, du système nerveux, peut-être de la digestion intestinale, du sang lui-même, peuvent prendre une part toute particulière dans son développement. Mais il faut avouer que jusqu'ici nous sommes dépourvus de moyens propres à nous guider dans cette sorte de diagnostic pathogénique, et que nous ne saurions trouver, dans des conditions organiques préexistantes au diabète, d'éléments qui soient de nature à nous aider à diriger le traitement en question. Voici les seules remarques que nous ayons pu faire dans ce sens, et qu'il nous paraisse utile de consigner ici.

. Il est des diabétiques chez lesquels dominent les phénomènes nerveux : c'est ce qu'on pourrait appeler la forme nerveuse du diabète. Mais nous ne sommes pas en mesure de décider si cette apparence appartient au fond même de la maladie, ou se trouve purement accidentelle. Des phénomènes amaurotiques et d'affaiblissement paralytique des membres en sont les caractères les plus saillants. Notre savant ami, M. le professeur Landouzy, fait remarquer, dans sa clinique, que les troubles amaurotiques de la vision, qui sont généralement primitifs dans l'albuminurie, sont toujours consécutifs dans le diabète; ils paraissent annoncer, dans ce dernier cas, une atteinte profonde subie par l'organisme, bien qu'ils soient encore susceptibles de quelque retour sous l'influence d'un traitement approprié. Quant à l'affaiblissement des membres, cette circonstance, constante chez les diabétiques, prend quelquefois un caractère tout particulier, et par le degré d'intensité qu'elle acquiert, et par sa limitation, ordinairement aux membres inférieurs, simulant alors une véritable paraplégie.

L'existence de phénomènes de ce genre, si elle ne contre-indique pas formellement le traitement thermal de Vichy, paraît diminuer singulièrement les ressources que l'on peut tirer de son emploi. Les malades supportent assez difficilement les eaux; le retour graduel et continu, que l'on observe dans la plupart des cas, n'a lieu chez eux qu'incomplétement et par secousses, et nous avons vu, circonstance assez remarquable, l'urine subir les changements les plus favorables au point de vue de la diminution du sucre, sans que les symptômes diabétiques en parussent le moins du monde influencés.

L'existence de phénomènes fébriles réguliers ou irréguliers constitue une contre-indication plus formelle au traitement. Si les faits que nous avons observés ne sont pas assez nombreux pour décider que le traitement thermal ne soit jamais utilement applicable dans les cas de ce genre, nous pouvons cependant affirmer qu'il réussit beaucoup plus difficilement, et, dans quelques cas semblables, il nous a fallu y renoncer, sous peine de voir l'état du malade empirer sensiblement.

Nous avons eu moins d'occasions d'observer des diabétiques offrant des symptômes thoraciques soit évidemment tuberculeux, soit propres seulement à éveiller des inquiétudes sur l'état d'intégrité des poumons; mais il est probable

encore que le traitement thermal de Vichy trouverait difficilement une application convenable dans les cas de ce genre.

Deux de nos malades ont succombé, l'un quelques mois
après le traitement thermal, l'autre immédiatement après.

Il s'agissait, dans le premier cas, d'un diabétique albumi-
nurique dont la santé avait paru sensiblement améliorée,
sous ce double rapport, par l'usage méthodique des eaux, et
qui, alors qu'il songeait à retourner à Vichy, succomba
une gangrène de la jambe survenue à la suite d'une légère
contusion. Le second malade est mort peu après le traitement thermal, d'une manière presque subite. S'il n'y a aucune conclusion à tirer d'un fait isolé, nous devons cependant signaler celui-ci, à titre de renseignement.

Après cet exposé assez complet de ce que nous avons vu à
Vichy, nous ajouterons quelques mots sur l'appréciation de
ce traitement.

Voici les conclusions d'un travail communiqué par M. Mialhe
à la *Société d'hydrologie médicale de Paris,* dans la séance du
24 mars 1854 :

« Le glucose, en dedans comme en dehors de l'économie
animale, est soumis aux mêmes lois chimiques.

« Il ne peut s'unir à l'oxygène qu'après avoir été décom-
posé par l'intervention indispensable des alcalis libres ou
carbonatés en de nouveaux produits : acides ulmique, for-
mique, glucique, mélassique.

« La combinaison de ces produits avec l'oxygène est une
véritable combustion, qui donne lieu à des résultats toujours
identiques : eau, acide carbonique, matières ulmiques.

« Dans l'organisme, c'est le liquide sanguin qui fournit les
éléments de décomposition et de combustion : carbonates alcalins et oxygène.

« Si ces éléments sont en quantité suffisante, le glucose

se détruit complétement et ne laisse aucune trace; s'ils sont
en quantité insuffisante, le glucose non assimilé est rejeté
par tous les appareils de sécrétion.

« Conséquemment, pour remédier à l'affection diabétique,
il faudra replacer l'économie dans des conditions nécessaires
à la décomposition et à la combustion du glucose, en admi-
nistrant les carbonates alcalins et en activant les phénomènes
de circulation et de respiration. »

C'est donc bien à titre de neutralisant chimique que
M. Mialhe emploie les alcalins, dans le traitement du diabète.

Mais dût-on admettre comme vrais tous les faits théoriques
invoqués par ce savant chimiste à l'appui de cette doctrine,
dût-on attribuer effectivement au bicarbonate de soude la
propriété d'introduire dans l'économie un principe qui s'y
trouvait en proportion insuffisante pour permettre la destruction complète du sucre, il n'en faudrait pas conclure que
la médication thermale de Vichy ne serait qu'une médication
purement chimique et neutralisante.

Quelques faits communiqués à la *Société d'hydrologie*
donneraient à penser que d'autres médications auxquelles
les bicarbonates alcalins, indispensables suivant la théorie,
sont complétement étrangers, pourraient agir sur les conditions chimiques du diabète, d'une manière en apparence
aussi formelle que les eaux de Vichy elles-mêmes. Nous
n'avons pas l'intention d'établir de parallèle entre ces diverses
médications, mais seulement de présenter quelques docu-
ments propres à jeter des lumières sur la théorie et bons à
utiliser pour la pratique.

M. Niepce, médecin inspecteur des eaux sulfureuses d'Allevard, a adressé à la *Société d'hydrologie* deux observations,
dont voici l'analyse :

Un homme âgé de trente-six ans, robuste mais rhumatisant, menant une existence très-active dans les montagnes du Dauphiné, où il subissait de grandes variations de température, était diabétique depuis cinq mois. Les symptômes de la maladie étaient bien caractérisés, et l'urine renfermait une quantité considérable de sucre. Le traitement se composa de bains quotidiens, de une à cinq heures de durée; de douches générales et d'eau sulfureuse en boisson. Il n'y avait, au bout de huit jours, aucun changement dans l'urine, ni dans les symptômes généraux. Mais alors il survint du frisson, une fièvre intense, des sueurs très-abondantes et une éruption d'urticaire. Aussitôt l'urine perdit de sa quantité et de la proportion de sucre qu'elle contenait. Ces accidents passés, le traitement fut repris, et, au bout d'un mois, il y avait une grande amélioration. Le régime diététique indiqué fut prescrit. (Fut-il exactement suivi?) Un an après, cet homme revint à Allevard, très-bien portant, quoique présentant encore un peu de sucre dans les urines. Aujourd'hui il paraît avoir entièrement recouvré ses conditions normales, et a repris ses travaux ordinaires.

Dans une seconde observation, il s'agit d'un homme de cinquante-six ans, diabétique depuis dix-huit mois, et chez qui le traitement de M. Bouchardat n'avait amené qu'une amélioration passagère. Lorsqu'il arriva à Allevard, les symptômes du diabète étaient très-prononcés, l'haleine fétide, la fièvre irrégulière; il y avait de la toux, et la respiration se faisait mal dans les poumons. Comme dans l'observation précédente, il survint, au bout de huit jours de traitement, une fièvre intense et des sueurs abondantes, accompagnées d'une éruption miliaire. Ce ne fut qu'alors également que la quantité de sucre et l'abondance des urines diminuèrent sensiblement. Cette amélioration persista deux mois; mais, au bout de ce temps, les accidents pulmonaires s'exaspérèrent et le malade succomba.

C'est ici, sous l'influence apparente de phénomènes critiques, que les caractères chimiques du diabète se sont affaiblis. Mais il n'en est pas toujours ainsi.

M. Le Bret a observé, à Balaruc, un malade qui présentait les symptômes les plus caractéristiques du diabète, particulièrement sous la forme nerveuse, tels que vomissements et dyspepsie au début, troubles variés de la vision, difficulté prononcée de la locomotion et amaigrissement, en rapport avec une quantité considérable de sucre dans les urines. Sous l'influence de onze bains et de l'administration des eaux de Balaruc, à doses modérément purgatives, et d'un régime approprié (mais imparfaitement suivi), l'état général s'est promptement relevé; la vue et les forces musculaires ont recouvré leurs conditions normales, tandis que les proportions de sucre devenaient de moins en moins appréciables.

L'observation suivante nous a été communiquée par notre excellent collègue et ami, M. Regnault, médecin inspecteur des eaux de Bourbon-l'Archambault.

Une jeune fille de quatorze ans, d'une constitution remarquablement forte et développée, non réglée encore, fut prise de diabète à la suite d'un bal où, ayant très-chaud, elle avait bu beaucoup d'eau glacée. La maladie ne fut reconnue que quelques mois après, alors que l'enfant était tombée dans un état voisin du marasme. M. Bouchardat prescrivit alors l'abstinence d'aliments féculents, des excitants de la peau, et des bains de mer. La première partie du traitement amena une amélioration considérable, mais la plus petite infraction au régime ramenait une proportion considérable de sucre dans l'urine.

Les bains de mer furent remplacés par l'eau thermale de Bourbon-l'Archambault. Au bout de dix jours, il n'y avait

plus de traces de sucre; l'enfant pouvait manger impunément des pommes de terre et un peu de pain. Pendant plusieurs mois, elle paraissait avoir recouvré toute sa santé,
mangeant des pommes de terre à discrétion et quelques tar-
tines de pain par jour, mais en proportion mesurée. Au bout
de ce temps, c'est-à-dire l'automne dernier, cette jeune fille
fut vivement impressionnée d'un accident grave survenu à
un de ses parents. Le sucre reparut immédiatement dans
l'urine; mais il suffit d'un régime sévère, suivi pendant
quelque temps, et de quelques toniques, pour rétablir la santé
d'une manière définitive.

On trouve dans la *Gazette Médicale de Lyon*, numéro d'octobre 1850, un cas fort intéressant de diabète, qui a disparu,
au moins pour un temps, sous l'influence d'un traitement
hydrothérapique, chez une jeune fille de douze ans, affectée
d'un diabète très-avancé, et contre lequel le traitement de
M. Mialhe et celui de M. Bouchardat avaient échoué.

Enfin les bains de mer auraient été souvent employés utilement dans le traitement du diabète. Il y a quelques individus qui en sont aussi vivement influencés que par une
eau minérale quelconque. M. Bouchardat a, si nous sommes
bien informé, remplacé dans sa pratique les eaux de Vichy
par les bains de mer. Nous doutons cependant qu'il ait à se
louer de cette pratique nouvelle.

M. Gaudet, dont on connaît l'expérience éclairée dans tout
ce qui se rapporte à la médication hydromarine, convient
que les bains de mer peuvent être utiles aux diabétiques, en
tant qu'ils concourent à la reconstitution de l'économie, ce
qui est une indication vague, au point de vue de la maladie
elle-même, mais importante au point de vue symptomatique.
Cependant il fait remarquer que si l'usage des bains de mer,
joint aux autres moyens indiqués dans le diabète, paraît

concourir au rétablissement de la santé des diabétiques affectés à un certain degré, ils empirent l'état des diabétiques avancés.

Que conclure de tous ces faits, que nous ne donnons ici, du reste, qu'à titre de renseignements ? C'est qu'il ne faut pas se hâter de voir dans les eaux de Vichy une médication chimique et spécifique du diabète, puisque, par d'autres médications de nature fort différente, on peut obtenir des effets thérapeutiques analogues, et quelquefois aussi prononcés, bien qu'aucune, il faut le dire, n'approche de celle de Vichy, pour la sûreté et la régularité de ses résultats, dans la grande majorité des cas. Il faut remarquer surtout qu'une telle médication, agissant dans le sens de la théorie, devrait posséder quelque vertu curative, dans les cas légers tout au moins, tandis qu'elle ne nous montre qu'une action purement palliative, fort supérieure pour le degré qu'elle atteint, mais fort semblable pour la marche et la physionomie qu'elle affecte, à la médication purement diététique.

Cette dernière proposition résume du reste, d'une manière très-exacte, ce que nous avons développé dans le cours de cette lettre, relativement à l'action des eaux de Vichy dans le traitement du diabète.

LETTRE XII.

—◁◆▷—

MALADIES DE L'UTÉRUS.

Engorgement du col, avec érosions et catarrhe utérin. — Troubles généraux
de la santé. — Effets du traitement thermal. — Celui-ci constitue surtout
une médication générale. — Peu d'action sur l'état utérin. — Contre-indications déduites de l'état général de l'économie, ou de l'état local. — Mode
d'administration du traitement. — Engorgements de l'ovaire. — Tumeurs
fibreuses de l'utérus.

Le sujet dont nous allons nous occuper doit être divisé
en deux parties : 1° maladies de matrice proprement dites,
engorgements, érosions, déplacements; 2° tumeurs utérines et tumeurs ovariques. Nous étudierons successivement
ces deux groupes de maladies.

Nous rencontrons d'abord, dans le premier, des femmes
affectées d'érosions et d'engorgement du col de l'utérus,
mais ayant subi déjà un traitement local, dont les cautérisations avaient toujours fait partie. Ces érosions, plus ou
moins profondes et étendues, soit sur les lèvres, soit dans
l'intérieur du col, quelquefois saignantes, ont toujours été

13.

caractérisées par nous-même, ou par les médecins qui les avaient traitées, comme simples ou granulées. Dans quelques cas, elles avaient complétement disparu avant le traitement thermal; dans d'autres, elles persistaient encore, quoique toujours en voie d'amélioration, sous l'influence des cautérisations pratiquées, et des autres moyens qui avaient pu être employés.

Comme il arrive à peu près constamment dans les cas de ce genre, le col était plus ou moins tuméfié, dur et déformé, mais sans laisser soupçonner autre chose qu'un état d'engorgement simple et susceptible de résolution. Dans beaucoup de cas aussi, il y avait un état de renversement de la matrice, presque toujours en avant.

On admettra, sans doute, que ces sortes de malades forment entre elles un groupe pathologique assez naturel, quelles que soient les dissemblances qu'elles pouvaient présenter au point de vue des altérations locales que nous venons d'indiquer en masse; en effet, ce n'est pas de la nature particulière de celles-ci que paraissent dépendre les indications thérapeutiques que nous avons spécialement en vue, non plus que les résultats les plus importants du traitement.

La plupart de ces malades offraient, à un haut degré, les symptomes utérins, tels que douleurs et tiraillements lombaires et inguinaux, pesanteur hypogastrique et périnéale, station debout et marche pénibles ou même à peu près impossibles, irritations vulvaires douloureuses, règles précédées ou accompagnées de douleurs abdominales ou lombaires. La leucorrhée était, de tous ces symptomes, le plus variable : tantôt peu prononcée, tantôt annonçant un catarrhe utéro-vaginal considérable.

Dans presque tous les cas, la santé générale était altérée :

dérangement considérable des fonctions digestives, dyspepsie, constipation, affaiblissement général, suite ou du défaut d'exercice ou d'une leucorrhée abondante, ou semblant dépendre du fait de la maladie elle-même ou d'une mauvaise constitution.

En un mot, chez toutes ces femmes, la maladie était bien caractérisée. Dans la moitié des cas, ses débuts paraissaient remonter à deux ans et plus; dans un seul, sa durée semblait moindre d'un an.

Voici quels ont été, dans le plus grand nombre des cas, les résultats obtenus au moyen du traitement thermal.

L'amélioration des fonctions digestives et des forces générales est habituellement le premier effet du traitement. L'appétit se développe, les digestions longues et pénibles tendent à reprendre une marche normale. Ces langueurs épigastriques, cet état général d'anéantissement qui accompagne les digestions des dyspeptiques, et que présentent si souvent les femmes atteintes de maladies de matrice, diminuent ou disparaissent; il en est de même des aigreurs, des pneumatoses, des ballonnements épigastriques. La constipation, on le comprend, cède beaucoup moins vite; mais, comme nous le verrons plus loin, on y remédie artificiellement à l'aide de douches ascendantes, et celles-ci amènent le plus souvent un bien-être considérable. En même temps, cet état de brisement général, de découragement, si commun chez ces sortes de malades, commence à céder; la physionomie acquiert de l'animation, et chez les plus maigres, les joues ne tardent pas à se remplir; la peau reprend de la chaleur et de la souplesse.

Parmi les symptomes utérins, ceux qui se ressentent le plus tôt et au plus haut degré de l'action favorable du traitement, ce sont la faiblesse lombaire et hypogastrique, les tiraillements, les pesanteurs, et un phénomène moins commun, mais fort pénible, nous voulons parler des irritations vulvo-urétrales, auxquelles certaines malades sont fort sujettes, ou qui existent même d'une manière permanente. Les douches vulvaires et les bains de piscine prolongés ont surtout une action marquée, et quelquefois immédiate, sur ces symptômes très-douloureux, ou au moins fort incommodes.

La possibilité de se tenir debout, de marcher, d'aller en voiture, reparaît donc en général assez promptement chez ces malades, et concourt, avec le rétablissement des digestions, à changer leur physionomie et leurs allures de la manière la plus satisfaisante.

Il n'en est pas de même de la leucorrhée. Il est rare que celle-ci se trouve primitivement et manifestement modifiée par le traitement thermal; c'est certainement de tous les symptomes utérins celui qui se soustrait le plus communément à l'action des eaux de Vichy, quel qu'en soit le mode d'administration. Ceci ne veut pas dire que, consécutivement, et quand la maladie tend formellement à disparaître, ou a disparu, la leucorrhée ne puisse subir des changements analogues; mais il nous paraît évident que ceux-ci sont plutôt sous la dépendance de la marche définitive de la maladie que sous celle de la médication.

Quant à l'état de l'utérus lui-même, nous avons vu plusieurs fois, de la manière la plus manifeste, le col diminuer de grosseur; mais jamais nous n'avons vu que les érosions fussent sensiblement modifiées par le traitement lui-même, soit pendant sa durée, soit à sa suite. Celui-ci ne dispense pas habituellement de cautérisations consécutives. L'utérus abaissé ne paraît pas davantage se redresser sensiblement sous l'influence des eaux.

Nous ne saurions donc indiquer, comme résultat de l'action directe du traitement sur l'utérus lui-même, qu'une tendance à la résolution des engorgements du col; mais pour ce qui est des érosions, des déplacements, des sécrétions morbides, il n'y a généralement pas à compter sur des effets immédiats.

Cependant les choses ne se passent pas toujours ainsi. Nous n'insisterons pas sur la contre-indication banale qui résulte de l'existence de phénomènes aigus ou inflammatoires. Mais il est des malades qui, placées en apparence dans des conditions identiques avec celles dont nous venons de tracer le tableau, sont loin de ressentir des effets aussi favorables de la part du traitement thermal.

Une première catégorie se compose de femmes offrant un état hystérique caractérisé, ou ayant déjà présenté des accidents névropathiques déterminés du côté de l'utérus.

Nous avons eu occasion de reconnaître dans mainte circonstance que les femmes hystériques supportent assez mal les eaux de Vichy. Les phénomènes d'excitation que ces eaux peuvent déterminer chez tout le monde, lorsqu'elles sont prises à trop haute dose ou pendant un temps trop prolongé, surviennent en général aussitôt chez elles. Douleurs cardialgiques, anorexie, insomnie, accidents nerveux et enfin accès d'hystérie, voilà ce que l'on voit souvent se reproduire malgré les précautions les plus grandes dans l'administration du traitement. Nous avons vu également se renouveler, sous l'influence manifeste du traitement thermal, des phénomènes considérables de névralgie utérine qui s'étaient déjà montrés à des époques antérieures.

Il est un autre ordre de faits non moins intéressant, où il est question de femmes qui ne diffèrent en apparence de celles dont nous avons vu tout à l'heure la santé se rétablir, au moins en partie, sous l'influence des eaux de Vichy, que par la circonstance suivante : qu'elles n'avaient encore subi aucun traitement propre à modifier l'état de l'utérus et à le diriger, pour ainsi dire, dans le sens de la guérison; dans tous les cas de ce genre qui se sont présentés à notre observation, les accidents utérins ont empiré; la santé générale, après une amélioration apparente, s'est trouvée plus vivement encore compromise et les résultats définitifs du traitement thermal ont été certainement nuisibles.

Il faut remarquer qu'il n'est pas ici question d'accidents récents, inflammatoires encore, qui, par leur caractère aigu, ne dussent se prêter que difficilement à l'application d'un traitement de ce genre. Il s'agissait, au contraire, d'accidents utérins dont l'origine paraissait, dans la plupart des cas, éloignée, et dont l'apparence offrait précisément si peu d'acuité, que l'existence des lésions utérines avait été quelquefois méconnue, soit à cause de l'inattention des médecins, soit à cause du peu de caractère des symptômes signalés par les malades.

Nous avons rencontré des faits de ce genre où, méconnaissant nous-même l'existence d'une affection utérine, nous croyions appliquer le traitement à une simple dyspepsie chlorotique. Nous avons d'autres fois adressé directement le traitement thermal à la maladie utérine, alors que nous ne connaissions pas encore la contre-indication actuellement signalée. Aujourd'hui que notre attention est éveillée sur ce point, nous interrogeons avec beaucoup plus de soin l'état de l'appareil utérin, surtout quand l'insuccès de la médication thermale, dans des cas où elle semblait devoir réussir, nous porte à soupçonner quelque altération méconnue.

Nous avons bien essayé de combiner le traitement direct

de l'affection utérine, ainsi les cautérisations, avec le traitement thermal; mais nous n'en avons obtenu que des résultats au moins médiocres. Aussi nous croyons très-préférable de suivre une autre marche, et de n'aborder le traitement thermal que lorsque la maladie a été préalablement modifiée par un traitement approprié.

Ce qui ressort le plus manifestement de tous ces détails, c'est que le traitement thermal de Vichy ne paraît exercer qu'une très-faible action sur les altérations de l'utérus lui-même, mais a une influence considérable sur le rétablissement de la santé générale.

Lorsque les symptômes utérins propres à déceler les altérations dont nous nous sommes occupés, deviennent assez apparents pour fixer l'attention du médecin avant que la santé de la femme s'en soit profondément ressentie, et que celle-ci ne refuse pas de se soumettre en temps opportun aux soins indiqués, il suffit ordinairement d'un traitement approprié, général et local surtout, pour que toutes traces de la maladie disparaissent et sans laisser de suites après elles. Il n'est pas précisément rare de rencontrer des femmes que de légères cautérisations du col de l'utérus débarrassent entièrement de quelques accidents locaux, sans retentissement sur la santé générale. Il n'y a aucun doute que les eaux de Vichy n'auraient rien d'utile à faire dans les cas de ce genre.

Mais les choses sont loin de se passer toujours ainsi. L'obscurité des symptômes utérins, la répugnance que les femmes éprouvent à les accuser, la résistance qu'elles apportent surtout à l'emploi des moyens propres à les faire reconnaître et à les traiter, laissent la maladie s'aggraver ; alors la santé générale s'altère à un degré souvent considérable: la circulation, la digestion, les fonctions cutanées semblent s'enrayer dans leur évolution, et l'on se trouve placé dans une sorte d'impasse dont il est fort difficile de sortir.

On ne parvient pas à guérir les altérations locales de la matrice, parce que celles-ci ont besoin, pour se résoudre, de trouver dans le reste de l'organisme des ressources qui leur manquent, et la santé générale ne se rétablit pas, parce que les lésions dont le retentissement avait troublé l'ensemble des fonctions, subsistent encore. Elle ne se rétablit pas, surtout, à cause de l'insuffisance de nos moyens thérapeutiques qui, ne s'adressant qu'à des indications isolées, comme le fer, les toniques, les révulsifs, usent stérilement leur action, faute de pouvoir embrasser dans leur cercle une somme suffisante de phénomènes organiques.

C'est ainsi que l'on voit languir, pendant de longues périodes, un si grand nombre de femmes auxquelles tous les efforts de la thérapeutique n'apportent que des soulagements temporaires et incomplets. Lorsqu'on a obtenu par plusieurs cautérisations la cicatrisation d'une surface ulcérée, une autre s'ulcère à côté; la matrice, toujours engorgée, continue de peser avec exagération sur un appareil suspenseur que le défaut de ressort oblige de céder de plus en plus à son poids; et si, de temps en temps, le retour de saisons plus favorables, le séjour plus salutaire de la campagne, l'éloignement momentané d'habitudes hygiéniques mauvaises, amènent quelque retour apparent dans la santé délabrée, ce n'est que pour retomber ensuite dans un état plus pénible et plus décourageant encore.

Mais ce que la thérapeutique ordinaire ne peut effectuer, on l'obtiendra de ces grands modificateurs de l'économie que constituent les bains de mer, les eaux minérales, l'hydrothérapie. Eux seuls peuvent résoudre ce problème de la reconstitution générale et simultanée des fonctions, condition expresse de la guérison de la maladie locale, et du retour à la santé.

Mais comme ces médications n'ont qu'une action lointaine et en apparence tout à fait indirecte sur les altérations locales, qui sont elles-mêmes un obstacle absolu au rétablissement de la santé, il faut, pour arriver au but final, que celles-ci aient été déjà directement atteintes et modifiées par leurs modificateurs spéciaux. Autrement, il est à craindre que ce traitement général, par cela même qu'il est sans prise sur elles, n'agisse d'une manière perturbatrice et n'en aggrave les conditions.

La plupart des malades auxquelles nous avons eu à donner des soins portaient les traces d'une altération profonde de la santé. Malgré des traitements assidus et en général dirigés par des praticiens pleins d'expérience, malgré une amélioration réelle obtenue dans les conditions morbides de l'utérus, quelquefois même dans la santé générale, elles ne guérissaient pas, et de nouvelles érosions tendaient à se reproduire, ou au moins l'engorgement utérin, le relâchement des ligaments, l'état catarrhal, la dysmenorrhée persistaient, et toutes les fonctions se traînaient dans une extrême langueur.

Eh bien! ce que l'on avait en vain demandé dans presque tous ces cas aux ressources variées de la thérapeutique, de l'hygiène même, nous le voyons se produire ici de la manière la plus manifeste. Et ce que nous voyons se produire ainsi, étaient-ce des effets curatifs très-remarquables et très-tranchés? Non, c'était un retour graduel et général vers la santé, vers la suffisance des forces et l'équilibre des fonctions.

Or, le point capital, dans le traitement d'une foule de maladies chroniques, c'est d'arriver là, de parvenir à marquer cette direction vers le retour physiologique. Une fois dans cette voie, si les conditions constitutionnelles ne sont pas trop mauvaises, l'impulsion est donnée, et il semble que le reste se fasse tout seul. C'est pour cela que des eaux minérales très-différentes, bien qu'elles soient loin d'avoir toutes la même valeur et la même action, peuvent revendiquer des succès de ce genre.

Quand une fois cette impulsion heureuse est subie par l'organisme et suffisamment entretenue, la thérapeutique reprend alors ses droits. Ces cautérisations, en vain réitérées auparavant, ces ferrugineux si difficiles à supporter, ces résolutifs même si inutiles d'abord, s'adressant à des conditions nouvelles, acquièrent une efficacité nouvelle et achèvent la guérison.

Mais pour arriver là, pour que cette révolution salutaire s'opère dans les conditions physiologiques de l'économie, il ne faut pas que le traitement, institué dans une telle vue, vienne à se heurter contre quelque obstacle impossible à surmonter. S'il se rencontre, par exemple, avec des altérations matérielles sur lesquelles il n'a pas lui-même de prise, et qui, point de départ des désordres de la santé, en sont au moins restées un des éléments essentiels, n'est-il pas à craindre qu'il ne soit frappé de stérilité? Et comme l'introduction de tels modificateurs ne saurait être subie indifféremment par l'organisme, il faut s'attendre à voir les effets salutaires qu'on en espérait, remplacés par une action perturbatrice impossible à diriger et nécessairement nuisible.

C'est, en effet, ce que nous voyons arriver tant que l'affection utérine n'a pas été maîtrisée par un traitement antérieur, et sinon guérie, du moins modifiée dans le sens de la guérison.

Nous devons faire observer que toutes ces remarques ont spécialement trait à l'emploi du traitement thermal de Vichy dans les maladies de l'utérus. Nous ne prétendons pas que les choses se passent de même à propos de toutes les eaux minérales. C'est ainsi qu'à Néris, à Uriage, à La Motte (Isère), à Saint-Sauveur, aux Eaux-Chaudes, etc., il est permis de traiter plus directement les affections du col utérin dont nous nous occupons : ces eaux elles-mêmes posséderaient jusqu'à un certain point des propriétés cicatrisantes, ou bien se prêteraient plus facilement à l'emploi simultané de moyens directs et plus énergiques de traitement. Ce que nous avons étudié, c'est une médication générale, la seule que Vichy soit, à proprement parler, apte à constituer ici, et celle dont la nécessité se fait d'abord sentir dans les cas auxquels nous avons fait allusion.

Nous ajouterons à cette étude quelques renseignements relatifs au mode d'administration des eaux de Vichy, qui nous a paru le mieux réussir dans le traitement des maladies utérines dont il est question.

Il faut, en général, commencer le traitement interne par l'eau de l'*Hôpital*, qui est facilement supportée à petites doses, et remplacer bientôt celle-ci par l'eau ferrugineuse de la source *Lardy* ou de la source de *Mesdames*. Mais c'est le traitement externe dont la direction est surtout importante à considérer.

Chez presque toutes nos malades, les bains de piscine ont produit des effets très-avantageux, et que nous n'avions pas obtenus des bains de baignoire. La comparaison a été facile, car la plupart de ces traitements ont été faits successivement avec l'un et l'autre de ces deux modes de balnéation. Le prurit vulvaire, et même ces vulvites subaiguës avec exacerbations si douloureuses, que présentent beaucoup de ces malades, les douleurs lombaires, la faiblesse hypogastrique et lombaire surtout, tels sont les phénomènes qui se trouvent le plus directement influencés par ces bains prolongés de deux à cinq heures de durée. Aussi les bains de piscine sont-ils fort recherchés par ces sortes de malades, et les effets qu'on en retire ont-ils porté à attribuer à l'eau de la source de l'*Hôpital* une véritable spécificité dans les maladies de matrice, ce qui vient tout simplement de ce que l'eau de cette source alimente seule la piscine. Cependant il ne faut pas croire que les bains de piscine conviennent toujours : ils sont mal supportés par les femmes très-nerveuses et se rapprochant des conditions qui contre-indiquent les eaux de Vichy elles-mêmes. Il faut à ces malades des bains de courte durée, adoucis avec du son. Il y a également des femmes qui ne se trouvent pas bien des bains de piscine, par suite d'une disposition particulière impossible à déterminer.

Nous faisons souvent usage de douches ascendantes, avec l'eau de l'*Hôpital,* de 15 à 20°, sur l'anus ou sur le périnée, la vulve, extérieures le plus souvent, ou laissant quelquefois pénétrer l'eau minérale dans le rectum, plus rarement dans le vagin. Il faut, en effet, toujours craindre un excès de stimulation de la part des moyens de ce genre, dans les circonstances auxquelles nous faisons allusion : lors même qu'il existe le moins de phlogose et de disposition à l'inflammation, vers l'appareil utérin, il règne par toute cette région une susceptibilité nerveuse que la moindre circonstance développe à un haut degré, et qui réagit souvent d'une manière violente sur le reste de l'économie. Les douches à percussion sur les régions dorsale, lombaire ou hypogastrique ne trouvent que des applications restreintes, car le plus grand nombre des malades ne sauraient les supporter impunément. La question de la température est, du reste, fort importante dans l'emploi de ce genre de médication.

Nous avons eu occasion d'adresser le traitement thermal

à des tumeurs ovariques ou à des tumeurs fibreuses de la matrice.

Nous n'avons jamais rien obtenu dans les tumeurs enkystées de l'ovaire, ce qui ne surprendra pas beaucoup, et ce qui est conforme à l'expérience de M. Petit. Mais dans les tumeurs qui méritent le nom d'engorgement de l'ovaire, c'est-à-dire qui ne permettent pas de supposer l'existence de changements dans la structure de cet organe, l'action résolutive des eaux de Vichy trouve à s'exercer d'une manière très-efficace, et nous avons vu maintes fois disparaître entièrement de petits engorgements, qui n'étaient peut-être pas encore grand'chose par eux-mêmes, mais qui auraient pu, sans doute, aboutir à des transformations d'une extrême gravité.

Nous avons observé, à Vichy, un certain nombre de cas de tumeurs fibreuses de l'utérus, c'est-à-dire indolentes par elles-mêmes, irrégulières, implantées sur un des points du corps de l'utérus, où l'exploration de la région hypogastrique permettait de reconnaître aisément leur forme et leurs dimensions, sans altération de la santé générale, quelquefois sans troubles notables des fonctions utérines, mais non pas sans que leur présence et leur pesanteur ne déterminassent quelques malaises plus ou moins sérieux, ou même quelques phénomènes douloureux.

Dans la moitié des cas où nous avons eu occasion d'employer le traitement thermal contre ces tumeurs, nous en avons obtenu une diminution notable de leur volume, ainsi que des douleurs, ou de la pesanteur abdominale, ou des douleurs lombaires qui les accompagnaient. De l'examen de ces tumeurs, reproduit à des époques ultérieures, il semblait résulter qu'elles s'étaient réduites à un noyau parfois volumineux encore, mais comme débarrassé d'une enveloppe celluleuse qui aurait disparu. On peut admettre, en effet, que la partie la plus extérieure et le plus récemment développée de ces tumeurs, n'ait pas encore acquis ce degré d'organisation et de densité qui fait, du tissu fibreux, une production impossible à résoudre.

LETTRE XIII.

—◆◆◆—

GRAVELLE.

La gravelle peut guérir radicalement par l'usage des eaux de Vichy. — Les coliques néphrétiques sont facilement enrayées par le traitement thermal. — Les eaux de Vichy ne dissolvent pas les pierres dans le rein ni dans la vessie.

Il ne suffit pas, pour constituer la gravelle, de ces urines fortement acides, sédimenteuses, colorant en rouge brique les parois du vase; il faut qu'il se dépose, avec un sédiment plus ou moins épais, ou même, dans une urine très-claire, un sable criant sous le doigt, ou de petits graviers isolés. Du reste, rien de plus variable que les produits de la gravelle, soit pour la forme, soit pour la quantité.

Tantôt, dans les cas observés par nous, il se déposait seulement un peu de sable à la suite des fatigues ou des excès. Tantôt la présence du sable dans l'urine était habituelle, sinon constante, et indépendante, en apparence, des conditions actuelles de genre de vie et de santé générale. Quelquefois il s'y joignait des graviers multiples, semblables à des grains de plomb à tirer, ou irréguliers, d'autres fois des graviers isolés et rares. Le cas le plus remarquable que nous ayons observé, sous le rapport de l'intensité de la production du sable, est relatif à un monsieur, âgé de 39 ans, offrant, bien qu'affecté de diarrhée chronique et d'un engorgement de la rate, un assez grand embonpoint et une apparence de forte constitution. La gravelle était héréditaire dans sa famille, la goutte aussi, dont il était également atteint. Son fils, âgé de 6 ans, était aussi graveleux. Lui-même faisait remonter le début de sa maladie à sa première enfance. Il n'urinait jamais sans amener, à la fin de la miction, un peu de sable rouge pur, quelquefois une cuiller à café ; sous la moindre influence, lorsqu'il avait seulement fumé un cigare, la quantité de sable augmentait. Il ne souffrait, du reste, presque pas des reins.

La gravelle ne constitue souvent qu'une légère incommodité à laquelle on peut à peine donner le nom de maladie. Sous aucune forme, cependant, elle ne doit être négligée : car la gravelle la plus bénigne en apparence peut, alors qu'on s'y attend le moins, aboutir à cet accident si douloureux, et quelquefois si grave, qu'on nomme colique néphrétique, ou au moins devenir la cause de douleurs rénales, ou bien d'irritations ou d'inflammations de la vessie ou du bassinet (pyélite) fort difficiles à déraciner.

Que la gravelle soit une maladie générale, une maladie diathésique comme la goutte, ce qui nous paraît devoir être au moins dans le plus grand nombre des cas, ou qu'elle puisse être considérée quelquefois comme une affection primitive de l'appareil urinaire, elle est certainement une des maladies qui se trouvent le plus souvent et le plus sûrement modifiées par les eaux de Vichy, et en particulier dans une de ses manifestations les plus graves, la colique néphrétique. Pour l'action curative des eaux de Vichy, la colique néphrétique fait, et encore avec avantage, le pendant de la colique hépatique. Dans ces deux formes symptomatiques, nous avons vu les eaux réussir également dans des cas où il était permis de douter que les coliques fussent calculeuses.

La presque totalité des gravelles sont d'acide urique. Le nombre des gravelles d'une autre nature que nous ayons observées, oxalate de chaux ou phosphate ammoniaco-magnésien, est fort restreint. Il nous a semblé que ces formes particulières de la gravelle ne subissaient pas moins que celle d'acide urique, l'influence salutaire du traitement thermal : cependant, comme on a dit le contraire, et que nous n'avons observé qu'un fort petit nombre de cas de ce genre, nous suspendrons notre jugement.

Un des premiers effets du traitement est, en général, d'éclaircir l'urine, et d'en faire disparaître les sédiments, s'il en existe, et le sable. Il est même beaucoup de graveleux qui cessent de faire du sable, dès qu'ils boivent de l'eau de Vichy transportée, ou seulement une solution de bicarbonate de soude.

Cet effet, sur les dépôts habituels, soit sédimenteux, soit graveleux de l'urine, s'observe à peu près constamment à Vichy : mais il est un certain nombre de malades qui, pendant le cours de leur traitement, rendent à plusieurs reprises soit du sable, soit des graviers. Seulement ce sont là des émissions isolées, et de graviers plus souvent que de sable.

Les symptômes dysuriques cèdent en général assez lentement au traitement, surtout s'ils se trouvent liés à un état catarrhal de la vessie. L'hématurie ne constitue pas une contre-indication au traitement thermal, tant qu'elle ne se trouve point liée à quelque lésion organique particulière. Dans tous les cas où nous avons eu des graveleux affectés de pissement de sang, ce symptôme a cédé au moins en grande partie au traitement.

Nous avons vu des gravelles d'acide urique, bien caractérisées, guérir d'une manière complète à la suite d'un ou de deux traitements par les eaux de Vichy, moyennant que l'usage des eaux de Vichy fût continué, sous une forme convenable, dans l'intervalle du traitement thermal, et que les malades ne vécussent pas dans des conditions par trop défavorables.

Cependant on ne peut dire que la guérison radicale de la gravelle soit une chose commune; nous croyons que ce n'est pas la faute du traitement et que les eaux de Vichy sont parfaitement propres à obtenir un pareil résultat. Mais la gravelle résulte très-rarement de causes accidentelles; c'est une des maladies au développement desquelles la double condition d'une constitution spéciale de l'organisme et d'habitudes hygiéniques particulières, prend la plus grande part. On comprend comment de telles conséquences doivent être fort difficiles à détruire; mais ce que l'on obtient dans la plupart des cas, c'est de réduire une maladie douloureuse et quelquefois non dépourvue de gravité, ou au moins d'imminences assez redoutables, en une affection parfaitement supportable et qui entraîne à peine quelques troubles fonctionnels. La colique néphrétique en particulier est presque sûrement enrayée par les eaux de Vichy. Il peut arriver cependant qu'elle se trouve déterminée, comme la colique hépatique, par le traitement lui-même; mais c'est un cas infiniment plus rare et qu'il est presque toujours permis d'attribuer à un traitement mal dirigé.

Chez les graveleux qui ne souffrent que fort peu des reins et qui n'ont pas de coliques néphrétiques ou n'en ont que de rares atteintes, le traitement est fort simple : des bains journaliers et de l'eau, soit de la *Grande-Grille*, soit des *Célestins*, qu'on peut élever à une assez haute dose, de six à huit ou dix verres.

Mais s'il y a un état habituel de souffrance assez prononcé vers les reins, s'il y a surtout quelque peu de dysurie, le traitement doit être dirigé avec beaucoup plus de ménagement. Rien de plus ordinaire, en effet, que de voir les douleurs rénales s'exaspérer sous l'influence du traitement, dès qu'on a atteint certaines doses d'eau minérale. Ainsi beaucoup de malades ne peuvent dépasser quatre, cinq ou six verres.

Souvent aussi dans les cas de ce genre, l'eau des *Célestins* est trop irritante, et celle de la *Grande-Grille* ou même de l'*Hôpital* doit être préférée. En général les malades et même les médecins ont le tort d'attribuer à la source des *Célestins* une sorte de spécificité dans les maladies de ce genre. Il n'en est rien. La température froide et le goût plus agréable de cette source sont la principale cause de la recherche qu'on en fait dans certaines maladies. Cependant on ne saurait nier qu'elle n'ait quelques propriétés diurétiques de plus que les autres sources de Vichy; mais si cette circonstance justifie une préférence habituelle, elle est trop peu prononcée pour lui mériter cette réputation de spécificité qui lui a été attribuée.

Nous avons l'habitude de prescrire à la fois l'eau de la *Grande-Grille* (le matin), et celle des *Célestins* (le soir) : telle est la pratique qui nous a paru la meilleure.

Les douches sur la région lombaire sont généralement fort avantageuses contre les douleurs lombaires et ne sont

certainement pas dépourvues de toute efficacité relativement
à l'issue du sable ou des graviers. C'est un moyen qui, sauf
contre-indication spéciale, ne doit jamais être négligé dans
le traitement de la gravelle. Mais il faut y renoncer s'il y a
la moindre imminence de coliques néphrétiques, et se garder
d'y insister s'il paraît d'abord exaspérer les douleurs.

Le traitement de la gravelle peut en général être prolongé
tant que les organes urinaires n'en paraissent pas fatigués.
C'est une des maladies où la prolongation du traitement
peut être la plus utile. Mais comme il est souvent assez difficile de retenir les malades assez longtemps à Vichy, surtout
lorsque le peu de dérangement apparent de leur santé ne
leur en fait pas sentir assez vivement l'utilité, il faut y suppléer par l'usage de l'eau transportée ou du bicarbonate de
soude. Nous préférons l'eau de Vichy transportée.

Nous conseillons habituellement aux graveleux de reprendre l'eau de Vichy un mois après leur traitement et d'en
continuer l'usage de mois en mois, avec des intervalles égaux
à la durée de temps qu'ils en prennent. L'eau de la source
d'*Hauterive* est de beaucoup préférable à toutes les autres
pour cet usage.

Pour ce qui est de la pierre et de son traitement par les
eaux de Vichy, c'est une question qui nous paraît jugée aujourd'hui; aussi nous contenterons-nous de présenter à ce
sujet de courtes observations.

Les calculs siégeant dans le rein ou dans la vessie, gros
ou petits, c'est-à-dire trop volumineux pour être spontanément rejetés au dehors, nous paraissent inattaquables par
l'eau de Vichy, comme par toute autre préparation connue,
chimique ou autre. Nous pensons qu'on s'était fait illusion,
lorsqu'on a avancé le contraire. Lorsqu'il existe un calcul,
soit dans la vessie, soit dans l'uretère, soit dans le rein, une

seule chose pourrait le dissoudre, ce serait l'urine; or, il nous semble impossible que celle-ci acquière, par l'eau de Vichy au moins, des propriétés dissolvantes à un degré suffisant pour dissoudre la plus petite pierre. Si les graveleux guérissent, c'est que leurs graviers ont été évacués, et qu'ensuite, sous l'influence de la médication thermale et des modifications subies par l'ensemble de l'organisme et par la sécrétion rénale en particulier, il ne s'en est pas produit de nouveaux.

Aussi les eaux de Vichy peuvent-elles rendre de grands services à la suite de la lithotritie et aux calculeux eux-mêmes, pourvu toutefois que le traitement, dans ce dernier cas, au lieu d'être dispensé avec une libéralité dissolvante, soit approprié soigneusement aux conditions morbides ou aux susceptibilités particulières que la présence d'une pierre peut développer et entretenir dans l'appareil urinaire, pourvu surtout que les calculeux ne s'abandonnent pas à des illusions dangereuses, si elles détournent de soins ou d'opérations plus nécessaires ou plus efficaces.

Les suppositions faites au sujet de la dissolution par l'urine alcalisée au moyen de l'eau de Vichy, des éléments chimiques de la pierre, combattues par des raisons théoriques sur lesquelles il est inutile de nous étendre ici, ont fait place à cette autre explication plus plausible, que l'eau de Vichy opérerait simplement la désagrégation des calculs par la dissolution du mucus qui en réunit les éléments. Mais de simples boissons aqueuses nous semblent aussi propres que l'eau de Vichy à obtenir ce qu'il y a de possible dans cet ordre d'idées, et enfin, car les faits ont en pareille matière beaucoup plus d'autorité que tous les raisonnements du monde, nous ajouterons : que si les eaux de Vichy communiquaient aux urines la faculté de détruire les pierres, soit en en dissolvant les éléments chimiques, soit en en désagrégeant, par la dissolution du mucus, les éléments moléculaires, on verrait des calculeux guéris par les eaux de Vichy. Mais on n'en voit pas.

LETTRE XIV.

CHLOROSE. — MALADIES DU COEUR.

Traitement de la chlorose à Vichy. — Les *Célestins* et les sources ferrugineuses. — Traitement des maladies du cœur par les eaux minérales. — Les
maladies rhumatiques du cœur peuvent être atteintes par une médication
dirigée contre la diathèse rhumatismale. — Efficacité des eaux de Vichy vis-
à-vis de certains symptômes cardiaques. — Ce qu'on peut en attendre dans
les lésions organiques du cœur.

M. Petit a écrit « qu'il est peu d'affections contre lesquelles
les eaux de Vichy aient un effet plus salutaire que contre la
chlorose ». Ceci nous paraît un peu exagéré. Cependant il
est bon de constater que la médication *dissolvante* et *fluidifiante* de Vichy peut être salutaire aux chlorotiques. Nous
nous rappelons encore l'étonnement et l'incrédulité qu'un
bien estimable et regrettable médecin, Cherest, exprimait
dans une analyse de l'ouvrage de M. Petit, au sujet d'une
telle assertion. Comment concilier ces deux choses qui se
présentaient de front dans cet ouvrage, la médecine dissolvante et fluidifiante, et la guérison de la chlorose? Le fait

est qu'il faut choisir entre la première et la seconde. Mais comme l'une est une explication et l'autre un fait, le choix ne saurait être douteux.

Arrêtons-nous donc au fait, que nous ne demandons pas mieux que d'accepter, bien qu'il ne se trouve pas tout à fait conforme avec notre observation personnelle : en effet, nous avons été frappé depuis longtemps de la manière dont l'anémie symptomatique ou cachectique était heureusement modifiée par les eaux de Vichy; mais en même temps il nous avait paru que la médication était, non pas inutile, mais moins efficace dans la chlorose pure et simple. Une notice fort intéressante, insérée par M. Grimaud dans le *Bulletin de thérapeutique*, nous explique cette apparente contradiction : c'est que nous traitions mal nos chlorotiques. En effet, ce jeune médecin nous apprend que, pour guérir les chlorotiques avec l'eau de Vichy, il faut se garder d'user des sources ferrugineuses et en particulier de la source *Lardy*, mais recourir à la source des *Célestins*, laquelle ne renferme pas de fer ou seulement la proportion de fer très-faible commune à toutes les sources de Vichy. Cela provient, paraît-il, de ce que la source des *Célestins* contient beaucoup de bicarbonate de soude, 5,103 par litre (Bouquet). A ce compte, la source de l'*Hôpital*, qui possède 5,029 de bicarbonate de soude, ne devrait guère être moins efficace dans le traitement de la chlorose, et on ne voit pas trop pourquoi la source *Lardy*, qui a 4,910 de bicarbonate de soude, plus que la *Grande Grille*, le *Puits carré* et même *Hauterive*, demeurerait sans effet contre cette maladie. La seule raison qu'on puisse y trouver, c'est que la source *Lardy* renferme du fer, car c'est là la seule différence appréciable qui puisse être exprimée entre cette source et celle des *Célestins*. Cherest se serait étonné bien davantage, s'il avait lu ces choses nouvelles.

En effet, nous tenons pour constant que les eaux de Vichy sont salutaires aux chlorotiques. M. Grimaud l'explique d'une manière très-satisfaisante. « S'il est vrai, dit-il, que dans la chlorose en particulier la circulation, la digestion, la nutrition souffrent au point d'altérer la constitution, il sera facile de comprendre que la vitalité imprimée à tous les tissus par l'action puissante des eaux de Vichy soit comme un coup de fouet qui réveille les fonctions languissantes et rétablisse entre elles l'harmonie nécessaire à la santé. » Ce n'est certainement pas nous qui trouverons à redire à ce langage, car c'est exactement là ce que nous avons écrit maintes fois au sujet des eaux de Vichy, et nous sommes très-heureux de le voir si bien reproduire par M. Grimaud. Or, nous avions cru jusqu'à présent que si, à ces précieuses propriétés inhérentes aux eaux de Vichy, une source minérale pouvait ajouter celles qui appartiennent au fer, le traitement de la chlorose ne pourrait qu'y gagner. Faut-il, avec M. Grimaud, conclure le contraire des observations de notre honorable confrère?

M. Grimaud rapporte trois observations recueillies à l'hôpital de Vichy; d'abord de deux jeunes filles traitées par la source des *Célestins;* la première, offrant *une cachexie portée au maximum,* ne présentait plus, *le dix-septième jour,* de traces d'une chlorose si intense; la seconde était guérie au bout de vingt-deux jours d'une chlorose qui ne paraissait guère moins grave. Enfin, le troisième cas offre ceci de remarquable, qu'avant d'obtenir des résultats aussi frappants de l'eau des *Célestins,* la malade avait fait, *l'année précédente,* usage de la source *Lardy* sans aucun bénéfice.

Quoique nous n'ayons jamais vu guérir en moins de vingt jours, à l'aide du *Puits Lardy,* des chlorotiques parvenues au maximum de la cachexie, nous continuerons d'employer l'eau des sources ferrugineuses de Vichy, alors que les ferrugineux se trouveront indiqués, d'abord parce que, si nous sommes profondément convaincu que le fer est loin d'être nécessaire pour guérir la chlorose, nous n'avons encore aucune raison de croire que ce médicament soit précisément propre à en entraver ou retarder la guérison ; ensuite pour une raison plus expérimentale encore : c'est que si M. Grimaud a vu une jeune femme guérir, en buvant de l'eau des *Célestins*, d'une chlorose que la source *Lardy* n'avait pu modifier l'année précédente, (et que prouve un fait ainsi isolé, quand on pense à toutes les circonstances qui ont pu, d'une année à l'autre, modifier l'état de cette femme au point de vue de l'opportunité des eaux de Vichy ?), nous avons vu nous-même plus de cinquante fois des chloro-anémiques, dans toutes les conditions possibles, trouver dans l'eau ferrugineuse du *Puits Lardy* soit une guérison, soit une simple amélioration que les autres sources, et en particulier les *Célestins*, leur avaient opiniâtrément refusée.

MALADIES DU CŒUR.

Nous devons nous arrêter un peu sur une question assez nouvelle, mais fort importante, de quelque manière que des études plus approfondies doivent la faire définitivement juger : c'est celle relative à l'emploi des eaux minérales dans les maladies du cœur.

Les maladies du cœur ont été jusqu'ici rangées d'une manière à peu près universelle, parmi les contre-indications formelles aux eaux minérales. Il est probable qu'il y a quelque peu à appeler de ce jugement.

On a généralement le tort de considérer les traitements thermaux d'une manière absolue et indépendante de la direction qu'il est permis de leur imprimer. Et de même que, dans bien des cas où l'usage le plus simple des eaux minérales demeure impuissant, il est possible, au moyen de modes particuliers d'administration de ces mêmes eaux, de leur assurer une efficacité dont elles semblaient dépourvues ; de même, alors que leur usage banal semble rencontrer des contre-indications de nature à les faire proscrire, on peut arriver à en rendre l'administration possible et profitable, moyennant certaines précautions. Dans un cas il faut agir en plus, dans l'autre en moins.

Ceci est particulièrement applicable aux maladies du cœur. Ce qui a fait généralement bannir ces maladies des établissements thermaux, c'est la considération des propriétés excitantes qui sont attribuées aux eaux minérales. Nous ne saurions disconvenir qu'il n'y ait quelque chose de très-légitime dans une telle préoccupation. Cependant, outre qu'il est des eaux dont les propriétés excitantes ne sont pas absolument inhérentes à leur emploi, il ne faut pas ignorer qu'il est très-souvent possible d'atténuer ou même de masquer en quelque sorte ces propriétés, qui sont loin de constituer l'essence de leur action.

Cette importante question peut être étudiée à deux points de vue différents : le traitement direct de la maladie du cœur, ou bien le traitement des affections diathésiques sous la dépendance desquelles la maladie cardiaque a pu naître et se développer.

Ce dernier point de vue, parfaitement compris par quelques-uns de nos collègues aux eaux minérales, est sans contredit celui qui promet le plus à la thérapeutique. Il est même tellement logique qu'il ne semble réclamer d'autre condition, que le soin d'accommoder la direction du traitement lui-même aux conditions nouvelles créées par l'exis-

tence d'une affection organique de l'organe central de l
circulation.

C'est dans ce sens qu'a conclu M. Patissier dans un intéressant rapport lu par lui à l'Académie de médecine, sur deux
mémoires relatifs à l'emploi des eaux minérales dans le traitement de l'endocardite coexistante avec le rhumatisme,
adressés par M. Vernière, médecin inspecteur des eaux de
Saint-Nectaire, et par M. Dufresse de Chassaigne, médecin
inspecteur des eaux de Chaudes-Aigues.

Ces eaux, de Saint-Nectaire et de Chaudes-Aigues, sont
des eaux alcalines, notablement ferrugineuses et assez chargées de chlorure de sodium, dernière circonstance qui paraît le mieux propre à les différencier des eaux de Vichy;
elles ont une température élevée, surtout celles de Chaudes-
Aigues, et paraissent constituer une médication parfaitement
appropriée au rhumatisme chronique. Les observations rapportées par nos deux honorables collègues prouvent que des
symptômes cardiaques prononcés ont pu être très-directe-
ment modifiés par le traitement thermal, en même temps
que l'affection rhumatismale à laquelle ils paraissaient liés.
Les observations de ce genre ont sans doute besoin d'être
multipliées et analysées avec grand soin; mais il y a déjà un
compte sérieux à tenir de celles dont M. Patissier a entretenu
l'Académie de médecine.

Un de nos honorables confrères de Vichy, M. le docteur
Nicolas, a traité la question d'une manière plus explicite, et
dans le sens du traitement et de la guérison directe des maladies du cœur par les eaux de Vichy. Dans un mémoire sur
*l'utilité des alcalins et surtout des eaux minérales de Vichy
contre certaines affections organiques du cœur*, il a cherché à
démontrer que les eaux de Vichy, par leurs propriétés excitantes à la fois et par leurs qualités chimiques, étaient pro-

près à résoudre les engorgements du cœur en général, depuis les concrétions polypiformes qui se forment dans l'endocardite aiguë « jusqu'à l'hypertrophie simple ou complexe, l'induration et l'épaississement des valvules, le rétrécissement des orifices, lorsque ces affections (c'est *lésions* qu'il faut dire) sont à la deuxième période de leur marche chronique, et qu'elles n'ont pas encore dépouillé les tissus de leurs propriétés organiques spéciales... »

C'est surtout dans leurs rapports avec le rhumatisme et la goutte, que M. Nicolas considère les maladies du cœur comme indiquant l'usage des eaux de Vichy; mais comme ce n'est pas en partant de la diathèse, mais en s'adressant directement à la lésion organique elle-même, que les eaux de Vichy lui paraissent agir, il est évident que toutes les maladies du cœur, semblables au point de vue organique, devraient en subir également l'heureuse influence. En effet, mariant ensemble des déclarations ultra-vitalistes avec des appréciations ultra-chimiques, l'auteur de ce mémoire nous montre le liquide alcalin pénétrant, par la circulation, jusque dans les produits morbides, pour en opérer l'absorption « en les divisant, en les étendant, en les fluidifiant, en les dissolvant. »

De nombreuses observations sont rapportées par M. Nicolas, toutes prises avec un soin consciencieux auquel nous tenons d'abord à rendre hommage. Mais nous ne pouvons nous empêcher de faire remarquer que la valeur de ces faits, au point de vue dogmatique, nous ne voulons pas dire théorique, mais bien relatif aux indications qui peuvent en être déduites, repose tout entier sur la réalité du diagnostic. Or, quand il s'agit d'un sujet aussi difficile que l'analyse des symptômes cardiaques, et un diagnostic à formuler d'emblée sur des malades que l'on ne peut observer qu'avec une certaine presse et durant un temps limité, on peut, sans offenser personne, émettre quelques doutes sur la certitude du diagnostic porté. Et quand, sur les trente-trois observations contenues dans le mémoire de M. Nicolas, nous en trouvons environ une dizaine dans lesquelles un bruit de souffle caractérisé et attribué plusieurs fois à un rétrécissement valvulaire, disparaît entièrement, ainsi que la majeure partie ou la totalité des symptômes cardiaques, en vingt ou vingt-cinq jours du traitement thermal, même avec l'addition de la digitale, nous sommes obligé de douter de l'existence d'une lésion organique; surtout chez quelques malades qui se sont trouvés du premier coup complétement guéris.

Nous devons donc, nous, médecin de Vichy, protester contre cette prétention : que les eaux de Vichy possèdent la vertu de guérir les maladies organiques du cœur, même chez les goutteux et les rhumatisants. C'est une assertion trop grave pour que le mémoire de M. Nicolas, malgré le mérite de son auteur, suffise à nous la faire accepter. Voici seulement quelles conclusions nous pouvons tirer des observations contenues dans ce travail : ces conclusions rentrent dans le cercle de notre propre observation; seulement nous devons avouer que M. Nicolas a considérablement étendu ce cercle, et de beaucoup dépassé ce que nous avons vu et obtenu nous-même.

On sait combien les malades chloro-anémiques, qu'il s'agisse d'une chloro-anémie essentielle ou symptomatique, présentent de phénomènes variés du côté de la circulation cardiaque, dus, soit à l'état du sang, soit à une névrose du cœur. On sait aussi combien ces phénomènes sont propres à simuler une affection organique du cœur, à laquelle du reste ils peuvent aboutir si le développement n'en est enrayé. Or, comme le traitement thermal de Vichy se trouve parfaite-

ment approprié à une foule d'états morbides auxquels se
lient ces troubles cardiaques, et qu'il est même propre à
corriger lui-même l'état du sang, surtout à l'aide des sources
ferrugineuses dont il dispose, il en résulte que l'on voit souvent les accidents observés du côté du cœur se modifier en
même temps que le reste de la santé, et qu'ils peuvent effectivement guérir sous l'influence réelle des eaux. Voici pour
les cas qui ne rentrent pas dans les maladies organiques du
cœur.

Quant à celles-ci, le traitement thermal nous paraît avoir
beaucoup moins de prise sur elles. Cependant, comme elles
peuvent également se trouver liées à des troubles fonctionnels, à cause d'embarras dans la circulation qui ne peuvent
que réagir fâcheusement sur elles, et auxquels les eaux de
Vichy sont propres à remédier, tels que engorgements du
foie, torpeur de la circulation abdominale, état hémorrhoï-
daire, atonie des voies digestives, on comprend comment et
à quel titre le traitement thermal peut être utile aux individus qui les portent. Il ne faut pas oublier encore que l'é-
tat du sang peut contribuer beaucoup à compliquer et à
exagérer les symptômes cardiaques, et que, pour cette raison,
les ferrugineux ont pris une certaine place dans le traitement des maladies organiques du cœur.

Voici ce que nous avons observé nous-même à Vichy.
Maintenant les observations de M. Nicolas tendent à prouver
que le champ des ressources de Vichy à cet égard a une
étendue plus grande qu'on ne le suppose en général et que
nous ne l'avons pensé nous-même; nous les acceptons plei-
nement dans ce sens, et nous serons heureux de voir se réaliser les espérances qu'elles permettent de concevoir.

Un mot encore sur le point de vue diathésique, goutteux
ou rhumatismal, dans ses rapports avec les maladies du

cœur. Nous ne saurions le considérer comme très-fécond en conséquences pratiques. En effet, la diathèse goutteuse à laquelle les observations de M. Petit et les nôtres ont montré que les eaux de Vichy s'adaptaient parfaitement, ne prend pas une part très-considérable ni très-directe à la pathogénie des maladies du cœur. Il n'en est pas de même du rhumatisme, qui est peut-être l'origine de la plupart des lésions organiques de cet organe. Mais s'il n'est pas permis d'affirmer que les eaux de Vichy ne puissent avoir aucune prise sur les affections rhumatismales chroniques, il ne serait cependant pas sérieux de s'appuyer sur une spécialité d'action qu'elles ne possèdent pas elles-mêmes, pour en déduire leur opportunité dans le traitement des maladies du cœur qui reconnaîtraient une semblable origine.

LETTRE XV.

——◦◦◦——

DU· RÉGIME A SUIVRE A VICHY.

Préjugés chimiques. — Prohibition superstitieuse des acides aux eaux minérales. — Rectification des erreurs répandues à ce sujet. — De l'usage du vin à Vichy. — De l'usage des fruits.

On disait autrefois : les eaux minérales sont alcalines ; donc il ne faut pas introduire d'acides dans l'économie, de peur de les neutraliser.

Cette chimie d'un autre âge et ces principes surannés règnent encore aujourd'hui sans conteste auprès des établissements thermaux, car la plupart des eaux minérales se trouvant plus ou moins alcalines, réclament leur part dans la proscription générale des acides. Ce n'est donc pas seulement sous le rapport des théories, de la pratique médicale, il fallait aussi que ce fût sous le rapport de la diététique, que les eaux minérales eussent, à leur usage, des principes tout particuliers. Médecine à part, avons-nous dit plus haut, chimie à part, hygiène à part.

Il serait assez curieux de rechercher les raisons pour lesquelles la médecine thermale laisse aller autour d'elle la science contemporaine, ses découvertes et ses applications, sans sortir de son ornière et de ses idées d'un autre siècle. Il est peut-être difficile à un médecin de s'exprimer librement sur ce sujet. Nous nous contenterons d'invoquer l'habitude ou plutôt la routine. S'il s'agissait seulement de préjugés et de coutumes vulgaires, nous n'aurions pas à nous y arrêter longtemps : mais il s'agit de préjugés médicaux, qui se rattachent aux précédents plus qu'on ne pourrait le penser d'abord. Il est des médecins, même instruits, qui ne prennent pas la peine de rectifier les habitudes ou les croyances qu'ils rencontrent, soit chez leurs confrères moins éclairés, soit dans le public. Et d'ailleurs, les médecins étrangers aux stations thermales ne s'occupent pas beaucoup du genre de vie qu'on mène à ces dernières.

Quant aux médecins des eaux minérales eux-mêmes, il est probable que la plupart (nous parlons de ceux qui vivent sur ces vieilles données de l'antipathie des acides et des alcalins) pèchent plus par inattention que par ignorance. D'autres hésitent à se donner la peine nécessaire pour persuader au public de renoncer à des croyances si chères aux habitués des eaux minérales. La question des acides est devenue là un article de foi, et peut-être un grand nombre de malades, conduits aux eaux minérales par des écarts de régime, saisissent-ils avec empressement cette occasion de faire pénitence, aux dépens de cette bête noire des eaux alcalines, les acides.

D'ailleurs, le sage n'a-t-il pas dit : *Vulgus vult decipi*, les hommes veulent être trompés; et un médecin philosophe

n'a-t-il pas ajouté : *decipiatur!* qu'ils soient donc trompés!
Rien n'accompagne mieux un traitement médical, qu'un
régime précis, minutieux, grâces auquel le malade se per-
suade, au prix de quelques privations et sans restreindre,
en rien, son appétit, à peine un peu sa gourmandise, qu'il
poursuit aussi bien son traitement au déjeûner et au dîner,
qu'en buvant les eaux et en prenant les bains. Une partie
du prestige des charlatans gît dans des prescriptions et des
prohibitions puériles. Pourquoi ne pas leur emprunter ces
simples artifices qui ne tournent, en définitive, qu'au profit
du malade et à sa guérison?

Nous ne chercherions certainement pas à troubler les
sentiments de réprobation qui frappent, aux eaux minérales, et à Vichy surtout, tout ce qui est ou paraît être
acide, si telles en devaient être simplement les conséquences. Mais comme cette réprobation conduit, au fond, à
un régime essentiellement vicieux et exactement contraire
à ce qui convient dans le plus grand nombre des cas, il faut
bien que nous cherchions à combattre ce fanatisme sans
raison.

La question des acides dans la diététique thermale a été
posée ainsi : un médicament alcalin étant introduit dans
l'économie, les acides qui viendront à pénétrer dans cette
dernière neutraliseront à mesure ce médicament, et en an-
nihileront ainsi les effets thérapeutiques. Or, il n'est pas un
point, de cette proposition complexe, qui ne constitue une
erreur. Nous nous sommes suffisamment expliqué, ailleurs,
sur ce qu'il fallait penser de l'idée de *médication alcaline,*
appliquée aux eaux de Vichy. Nous y reviendrons d'autant
moins que ce sujet de discussion n'a rien à faire ici, et que,
les eaux de Vichy dussent-elles n'agir que par la neutralisation, la dissolution, la saturation alcaline, cela ne change-

rait en rien ce qui concerne la diététique au point de vue
des acides.

Il y a une distinction importante à faire, au sujet de l'introduction des aliments, ou des condiments, ou des boissons
acides. Il y a à distinguer l'action qu'ils peuvent exercer,
à titre d'acides, d'un côté sur l'estomac; ou bien de l'autre
sur le sang et sur l'ensemble de l'économie.

Lorsque l'on prend des substances acides, c'est en qualité
d'acides que celles-ci sont reçues par l'estomac. Or, parmi
les malades qui hantent les eaux minérales, et Vichy en particulier, il en est un grand nombre dont l'estomac ne to-
lère que difficilement la présence des acides. Ces substances
impressionnent douloureusement la surface de cet organe,
ou bien ne trouvent pas ses liquides dans des conditions
propres à leur faire subir les transformations nécessaires.
De là des douleurs, des éructations acides, des pyrosis,
symptômes bien connus des dyspeptiques, des gastralgiques surtout. Telle est vraisemblablement la principale
cause de la proscription des acides aux eaux minérales
On a vu qu'ils ne convenaient pas à un certain nombre
d'individus, et, sans en chercher la raison, on les a défendus
à tous.

Maisi si l'on considère les acides au point de vue de leur
pénétration dans l'économie, de leur action sur le sang, etc.,
voici ce que l'on trouve : c'est que les acides des aliments et
des boissons, étant des acides organiques, une fois introduits
dans nos humeurs, sont décomposés de manière à ce que le
résultat de leur assimilation constitue non plus des acides,
mais des produits alcalins.

Voici le fait général. Maintenant existe-t-il des exceptions
à cela ?

N'y aurait-il pas quelques acides qui, plus fixes que les

autres, seraient réfractaires à ce travail d'assimilation, c'est-
à-dire de décomposition ? L'acide oxalique ne serait-il pas
dans ce cas ? N'y aurait-il pas des conditions organiques particulières, dans lesquelles les acides en général, ou certains
acides en particulier, ne subiraient plus les modifications
qui les détruisent à l'état normal ? Et cela ne se rencontrerait-
il pas dans certaines gravelles, au sujet desquelles les théories professées il y a plusieurs années par M. Magendie, et
depuis par quelques médecins anglais, trouveraient leur
application ? Il eût été plus profitable à la science et à
la pratique de rechercher ce qu'il peut y avoir de vrai
dans de telles hypothèses, que de s'évertuer à vouloir
nous prouver que le vin et les fruits neutralisent les eaux
de Vichy. Dans tous les cas, ce seraient là des exceptions,
ou au moins des cas particuliers qui ne sauraient rien
changer aux faits généraux que nous sommes obligé de
rappeler ici.

Le vin est proscrit à Vichy comme propre à détruire toute
l'efficacité du traitement thermal, à cause des acides qu'il
renferme. Ainsi M. Barthez affirme que le vin ne convient
en aucune manière lorsque l'on boit les eaux de Vichy, parce
que contenant, entre autres choses..., du tartrate acide de
potasse et de chaux... et de l'acide acétique ou vinaigre...,
« cette boisson mélangée avant ou pendant qu'elle est dans
l'estomac ou dans le sang, se combine, décompose et neutralise les principes alcalins des eaux, et forme avec eux des
combinaisons nouvelles, d'où découlent des propriétés nouvelles. » M. Petit, un peu moins explicite, dit cependant
aussi « que les malades à Vichy devraient particulièrement
éviter avec soin tous les acides, et, sous ce rapport, supprimer le vin, ou du moins n'en boire que très-peu et étendu
d'une grande quantité d'eau. »

Lorsqu'on envisage une chose à un point de vue exclusif, on n'en voit généralement que la moitié. Nos confrères de Vichy n'aperçoivent que des acides dans le vin, et peu s'en faut même qu'ils n'y voient que du vinaigre, et ils semblent oublier qu'il y a autre chose que des acides dans le vin, beaucoup de choses sans doute, mais une entre autres qu'il ne faut pas entièrement négliger en matière de diététique, c'est l'alcool. Or, il arrive que ces acides, dont ils se sont seulement occupés, sont des éléments transitoires, destructibles, du vin, à peu près insignifiants dans les bons vins de table au moins, tandis que ce dont ils n'ont pas parlé, l'alcool, est la partie essentielle, fixe, et par suite la plus importante à considérer au point de vue du régime des malades, et même des gens bien portants.

Or, qu'est-ce que les acides du vin ? Quand il y a du vinaigre dans le vin, ce n'est pas à Vichy seulement qu'il ne vaut rien ; il est inutile d'en parler. Les acides du vin sont multiples ; il y a probablement de l'acide racémique, de l'acide malique (B. Jones) ; mais ils peuvent être tous ramenés à un acide type, et que, dans les analyses, on prend comme étalon, c'est l'acide tartrique. Or, l'acide tartrique, comme les acides malique, citrique, etc., une fois introduit dans l'économie, se détruit, se brûle et se convertit en quoi ? En carbonates alcalins, c'est-à-dire en des sels précisément congénères avec ceux qui s'introduisent dans l'économie par les eaux de Vichy.

Si l'on mêle du vin avec de l'eau de Vichy, voici ce qui se passe. La matière colorante du vin verdit sous l'influence des alcalins. La matière astringente se combine avec le fer de l'eau minérale, et une portion de l'acide carbonique de cette dernière cède la place aux acides du vin, tartrique, malique, acétique, et fait des tartrates, des malates, des acétates de soude. Que l'on prenne le vin mêlé à de l'eau pure ou à de l'eau minérale, tout le monde sait que les alcalis minéraux combinés aux acides organiques se convertissent dans l'économie en carbonates alcalins.

Qu'y a-t-il donc dans ces transformations du vin de contraire à l'action des eaux de Vichy ? Nous avons reconnu, d'un autre côté, par une expérience plusieurs fois répétée sur nous-même, que l'urine pouvait s'alcaliser aussi promptement par l'usage de l'eau de Vichy coupée avec un quart de vin, qu'avec l'eau de Vichy pure.

Quant aux acides minéraux eux-mêmes, Berzélius a reconnu qu'ils ne passent pas dans l'urine, et ne la rendent pas plus acide qu'elle n'est. En effet, une petite quantité d'acide vînt-elle à pénétrer dans la circulation, qu'elle devrait être immédiatement neutralisée par la soude libre contenue dans le sang.

Si nous insistons sur le caractère chimérique des inconvénients que l'on a attribués au vin, comme boisson acide, chez les personnes qui font usage des eaux alcalines, ce n'est nullement au point de vue de leur agrément. L'usage du vin n'est pas seulement une affaire de luxe ou de sensualité. Le vin est une boisson qui doit à son principe alcoolique des propriétés stimulantes, à l'ensemble de sa composition, des propriétés toniques, lesquelles lui assignent une grande place et presque le rang d'un aliment, dans notre diététique habituelle, celui d'un médicament, dans de nombreuses conditions de santé. La plupart des malades qui viennent à Vichy sont habitués à boire du vin à leurs repas; le plus grand nombre ont besoin d'un régime tonique pour relever une constitution altérée ou les conséquences d'une maladie de longue durée. Il ne saurait donc être indifférent de leur défendre ou de leur prescrire le vin, pendant l'usage des eaux de Vichy. Du reste, pour être conséquent avec la doctrine, les malades qui ont besoin des eaux de Vichy devraient entièrement supprimer le vin de leur régime, et aux eaux et ailleurs. En effet, pourquoi les iatro-chimistes de nos jours prescrivent-ils les eaux de Vichy ? Pour vous alcaliser. S'il faut vous alcaliser, c'est que vous avez trop d'acides; si vous avez trop d'acides, le vin ne peut que vous nuire en y ajoutant les siens. Tels sont les raisonnements que nous avons trouvés régnant à Vichy, il y a plusieurs années. La doctrine chimique pure commence à y perdre un peu de son assurance, et dans quelque temps sans doute, il n'en restera plus que le souvenir.

Les médecins anglais tombent, du reste, souvent dans l'erreur que nous constatons chez beaucoup de médecins des eaux minérales, en France et en Allemagne. Dès qu'un Anglais est dyspeptique, on le déclare atteint de diathèse lithique, et on lui défend tous les acides, le vin surtout. On le met à l'usage du brandy, c'est-à-dire de l'eau-de-vie étendue d'eau. Cette distinction, que nous recommandions tout à l'heure entre les effets du vin sur l'estomac et les effets de cette boisson sur l'ensemble de l'organisme, échappe également à nos confrères d'outre-Manche. De ce que le vin détermine quelquefois des éructations acides, il n'en résulte nullement que l'usage de cette boisson doive encombrer l'économie d'acides. C'est tout le contraire, puisqu'il y apporte des alcalins.

La véritable raison de la préférence que l'on donne en Angleterre au brandy sur le vin, c'est sans doute la rareté du vin dans le Royaume-Uni, et plus encore peut-être, la nature des vins qui y sont le plus recherchés, vins fortement sucrés et alcoolisés, et dont les personnes nerveuses, irritables, dont les estomac malades s'accommodent beaucoup plus difficilement que de nos vins de France et surtout de nos vins de Bordeaux.

Il n'y a donc aucune raison de supprimer le vin ou d'en diminuer l'usage à Vichy à cause de ses qualités acides. Les eaux de Vichy, au contraire, peuvent rendre possible l'usage du vin que la susceptibilité de l'estomac ne permettait pas de tolérer. Car, s'il n'est pas vrai que les acides du vin neutralisent l'eau de Vichy, la proportion inverse, que l'eau de Vichy neutralise les acides du vin, est plus exacte, et les vins qui renfermeraient un excès d'acides pourraient être ainsi corrigés.

Mais c'est au point de vue de ses propriétés stimulantes que l'usage du vin, comme de toutes les boissons alcooliques, doit être considéré à Vichy.

Les eaux minérales sont toutes excitantes à un certain degré, soit d'une manière essentielle et durable, soit d'une manière superficielle en quelque sorte et éphémère. Il est donc généralement convenable de diminuer, pendant la durée du traitement, la proportion des stimulants qui pouvaient prendre place dans le régime habituel. C'est dans ce sens seulement que doit être réglé l'usage du vin chez les personnes qui prennent les eaux de Vichy. Quant au choix du vin, nous le voudrions voir à peu près limité au vin de Bordeaux. Mais il est assez difficile aujourd'hui de se procurer des vins de Bordeaux à Vichy. On y fait un usage presque exclusif de vins de Beaujolais, assez légers du reste, agréables, et auxquels nous ne voyons pas de sérieuses objections à faire.

Si nous nous sommes longuement étendu sur cette analyse de l'usage diététique du vin, c'est qu'elle devait nous dispenser d'insister longuement sur les autres sujets qui ont servi de thème à la diététique *acidophobe* (qu'on nous passe le mot, aussi barbare que la chose) de Vichy. Après tout, on n'est pas parvenu à supprimer entièrement le vin des tables de Vichy. Si beaucoup de personnes se tiennent à l'eau, d'autres se contentent d'étendre leur vin d'une grande quantité d'eau, suivant la recommandation de M. le docteur Petit. Mais les fruits! Les esprits forts, à Vichy, mangent des fraises, mais ne vont jamais au delà.

Or, il arrive exactement pour les acides des fruits, ce que nous avons trouvé qu'il arrivait pour les acides du vin. Nous nous bornerons à reproduire, sur ce sujet, un passage, c'est-à-dire des citations empruntées à un ouvrage que nous avons publié nous-même il y a quelques années. « Wœhler, disait Berzélius en 1833, a trouvé que chez l'homme, comme chez les chiens, les sels neutres produits par la combinaison des acides végétaux avec la potasse et la soude, subissaient, de la part de l'action vitale, une décomposition dont le résultat était que l'alcali s'échappait par l'urine, à l'état de carbonate, de sorte qu'après un abondant usage de ces sels l'urine devenait assez alcaline pour faire effervescence avec les acides. Voilà pourquoi il arrive très-fréquemment que l'*urine devient fortement alcaline* après qu'on a mangé beaucoup de certains fruits, tels que *pommes, cerises, fraises, groseilles,* etc., parce que ces fruits contiennent des citrates, des malates potassiques que l'action de la vessie décompose. Cette circonstance explique un fait constaté par l'expérience, c'est que l'usage prolongé de ces fruits fournit un moyen efficace contre les calculs ou les graviers d'acide urique. » Ces expériences de Wœhler, renouvelées depuis par M. Millon, ont cours aujourd'hui dans la science; mais c'est des faits de ce genre que l'on peut dire : « qu'il est impossible de prévoir rigoureusement, d'après les notions ordinaires de la chimie, les résultats de certaines expériences. »

Tout ceci n'empêche pas que les acides des fruits, comme

ceux du vin, ne puissent rencontrer des estomacs réfractaires et qui ne sauraient les tolérer. Dans ce cas, il est bien
clair qu'il faut les supprimer du régime. Mais les eaux de
Vichy ont précisément pour effet ordinaire de corriger ces
conditions vicieuses de l'estomac.

Croit-on maintenant qu'il soit indifférent de s'abstenir ou
non de toute espèce de fruits ou d'aliments et de boissons
rafraîchissantes pendant le traitement thermal? Cette partie
du régime n'est-elle pas essentiellement utile durant les chaleurs de l'été et pendant que l'on fait usage d'un traitement
plus ou moins stimulant? Il faudrait, pour soutenir le contraire, être étranger aux notions les plus élémentaires de la
diététique : tel n'est pas sans doute le cas des médecins qui
défendent le vin et les fruits à Vichy; mais ils sacrifient des
pratiques salutaires à des idées physiologiques sur la valeur
desquelles ils s'abusent d'une manière absolue. De pareilles
chimères n'ont pas moins cours, il faut en convenir, en Allemagne qu'en France, et le docteur Vogler déplore les conséquences « de ce régime d'ordinaire obligatoire, hélas! sans
rime et sans raison! »

Les conclusions de tout ceci sont aisées à formuler : c'est
qu'il n'existe aucune espèce de relation entre le régime diététique qui convient et la nature des eaux minérales dont on
fait usage. Chacun doit suivre, en prenant les eaux, le régime indiqué par la maladie dont il est atteint, c'est-à-dire
qu'il avait à suivre avant le traitement et qu'il devra suivre
après, sauf ce que les bénéfices obtenus des eaux lui permet-
tront d'en modifier. La seule considération à laquelle il y ait
à s'arrêter pendant l'usage des eaux, est relative aux qualités
stimulantes qui sont généralement inhérentes à tout traitement thermal.

Cette proposition, ainsi étendue, résume d'une manière

complète tout ce qui peut concerner la diététique thermale. Quant à la diététique individuelle, l'usage des eaux ne change rien aux règles qui doivent y présider, et qui, on le sait, dérivent à la fois des conditions de santé ou de maladie, de tempérament ou de constitution, enfin d'habitudes ou de genre de vie.

LETTRE XVI.

—◆—

INFLUENCE DES CONDITIONS HYGIÉNIQUES
AUX EAUX MINÉRALES.

Les influences hygiéniques viennent compléter, en s'y ajoutant, l'action thérapeutique des eaux minérales. — Classes de malades qui s'y trouvent soustraits. — L'action médicatrice de la nature. — Atmosphère. — Exercice. —
Distractions.

On a souvent répété qu'une grande partie des résultats
thérapeutiques obtenus aux eaux minérales, devaient être
attribués aux conditions hygiéniques particulières que les
malades y rencontraient, et cette observation est parfaitement juste; mais ce qui l'est moins, c'est qu'en général,
c'est aux dépens des propriétés thérapeutiques des eaux minérales elles-mêmes, que l'on se croit obligé de reconnaître
la part des influences hygiéniques qui se combinent avec
elles; et il n'est pas rare d'entendre des médecins ou des
gens du monde sceptiques, c'est-à-dire ignorants (le scepti-
cisme procède, en général, ou d'une grande science ou d'une

profonde ignorance), avancer que la distraction et l'exercice, pris dans un séjour agréable et désiré, sont tout le secret des guérisons obtenues aux eaux minérales.

Une pareille proposition, qui ne mérite même pas le nom de paradoxe, n'a pas besoin d'être réfutée ; cependant, tout absurde qu'elle puisse être, elle n'en renferme pas moins un point de vue plein d'intérêt et de vérité, et à l'examen duquel nous consacrerons quelques développements. Quelle est la part qui revient, dans les effets thérapeutiques obtenus aux eaux minérales, aux conditions hygiéniques dont les malades se trouvent environnés, indépendamment de l'action thérapeutique ou médicamenteuse propre des eaux elles-mêmes ?

Un pareil sujet, que l'on traite en général avec beaucoup de légèreté, c'est-à-dire qui ne prend habituellement qu'une part tout-à-fait accessoire et tout-à-fait superficielle aux déterminations relatives aux eaux minérales, est cependant d'une extrême gravité, et touche nécessairement aux problèmes les plus élevés et les plus ardus de la médecine. C'est le sort de toutes les questions qui ont rapport à l'art de guérir. Tout se lie dans la nature. Et ainsi que la création n'est ni moins complète, ni moins merveilleuse dans la reproduction d'un infusoire que dans celle de l'homme, de même toutes les lois de l'organisation, dans ses rapports avec elle-même et avec le monde extérieur où elle est plongée, se trouvent mises en jeu dans le moindre des phénomènes dont les êtres organisés sont le théâtre.

En conséquence, cette lettre sera consacrée au développement de la proposition suivante : que c'est précisément parce que certaines conditions hygiéniques se trouvent habituellement inhérentes à leur emploi, et en raison du développement de ces mêmes conditions, que les eaux minérales constituent une médication d'une extrême efficacité, et impossible à remplacer artificiellement.

Le médecin, qui prescrit un traitement thermal, doit avoir deux choses en vue : d'abord une médication particulière, composée elle-même de deux termes, un médicament d'une constitution donnée et plus ou moins connue, et un mode spécial, très-variable, d'administration de ce médicament, ensuite un ensemble particulier de conditions hygiéniques parfaitement définissables.

Or, de même que pour certains malades, la composition chimique du médicament importe surtout, tandis que son mode d'administration acquiert, pour d'autres, une valeur dominante, de même il peut arriver que, dans telle circonstance, on n'ait guère à se préoccuper que de la médication, et que, dans telle autre, il faille surtout songer aux conditions hygiéniques où l'on va placer son malade.

La part qui peut appartenir séparément à chacun de ces éléments du traitement thermal, n'est pas toujours aussi difficile à apprécier qu'on pourrait le croire.

Les circonstances accessoires à la médication thermale, qu'entraîne un séjour aux eaux minérales, se peuvent rapporter aux deux faits suivants : changement de climat ou au moins de milieu, changement d'habitudes par la distraction et l'exercice auxquels on se livre habituellement aux eaux. Il n'y aurait peut-être pas grand profit pour la question, à aller rechercher, à ce sujet, les cas particuliers, ainsi les individus qui ne trouvent que l'ennui où les autres rencontrent le plaisir, qui portent des préoccupations sérieuses ou fâcheuses là où l'insouciance et l'oubli sont le mot d'ordre d'une nombreuse population. Chacun pourra reproduire des exemples de malades que ces circonstances peu favorables n'ont cependant pas soustraits aux effets thérapeutiques des eaux, d'autres dont le traitement, au contraire, a été entravé par cette disposition réfractaire aux saines traditions de la vie thermale. Mais nous avons, depuis longtemps, fixé notre attention sur deux classes de malades, aux eaux minérales, les indigents d'une part, et, de l'autre, les habitants de la localité, lesquels se trouvent naturellement soustraits aux conditions que nous avons exposées tout à l'heure. Vis-à-vis de ces deux classes d'individus, nous avons donc à peu près exclusivement affaire à l'action médicamenteuse des eaux : or, voici ce que nous avons observé à Vichy.

Les distractions intellectuelles ou autres, que les gens du monde trouvent autour des sources minérales, ne sont sans doute pas faites pour les indigents. Ceux-ci, que l'éloignement ordinaire des grandes villes ne permet guère de recueillir que dans les campagnes, ne trouvent pas non plus en général dans la vie, au grand air, ou dans l'exercice, une diversion salutaire à des habitudes opposées. Tous vivent dans l'inaction et l'ennui : les femmes seules peuvent apporter quelques occupations avec elles.

Cependant, nous avons été frappé des résultats considérables obtenus, par nous-même ou sous nos yeux, à l'hôpital civil de Vichy, sur une population bien misérable et bien avariée. Sans doute, pour beaucoup, la vie réglée de l'hôpital, le bien-être relatif du logis, une alimentation meilleure (bien qu'il y eût encore assez à redire sous ce rapport) (1), constituaient une amélioration générale dans le genre de vie. Mais évidemment, chez ces individus, le traitement était exclusivement restreint à l'usage médicamenteux des eaux.

Ceci implique-t-il une contradiction avec la valeur que nous assignons, d'un autre côté, aux conditions refusées à

_____

(1) C'était de 1848 à 1850.

cette classe, et qu'une classe privilégiée rencontre auprès des sources thermales? Non. Ceci viendrait seulement, s'il était nécessaire, confirmer les propriétés thérapeutiques ou médicamenteuses des eaux elles-mêmes. Mais il faut remarquer, en outre, que la plupart de ces malades viennent aux eaux sans avoir subi de traitement encore, ou bien autre chose que des traitements fort incomplets. Or, on sait combien l'absence de médication antérieure et habituelle ajoute d'énergie aux moyens que l'on emploie. C'est dans les classes pauvres que nous avons recueilli les exemples les plus saisissants d'action rapide, évidente, puissante des moyens thérapeutiques bien indiqués, et cela dans des affections qui n'étaient certes pas imaginaires. Mais la plupart des malades aisés qui viennent aux eaux, ont déjà usé ou abusé de toutes sortes de médications : ils sont beaucoup plus difficiles à guérir.

On n'obtient pas, à beaucoup près, de résultats aussi satisfaisants de l'usage des eaux chez les pauvres gens qui, ne trouvant plus de place à l'hôpital, vivent comme ils peuvent par la ville : leur existence est souvent si misérable et si dénuée, qu'il leur est plus difficile de tirer, du traitement thermal, quelque chose d'avantageux.

Nous avons fait remarquer que les habitants (indigènes) des stations thermales se trouvent naturellement soustraits à ces influences attribuées au changement de milieu et d'habitudes, que la plupart des malades subissent aux eaux, en même temps qu'une médication spéciale. Ici, les éléments de comparaison paraissent plus exacts, puisqu'il s'agit d'individus dont la condition sociale, et par suite les habitudes personnelles, se rapprochent. Eh bien, nous avons suivi, depuis plusieurs années, avec une grande attention, cette observation comparative, et nous avons constaté, d'une manière qui ne nous laisse aucune incertitude : que, toutes choses égales d'ailleurs, les eaux minérales agissent d'une manière moins formelle sur les habitants de la localité que sur les étrangers. Nous ne pouvons cependant, qu'avec une certaine réserve, généraliser une telle proposition; quoique nous ayons des raisons de croire que les choses se passent ailleurs de la même manière qu'à Vichy, nous ne devons pas oublier que c'est à Vichy seulement que nous avons fait ces observations.

A quoi faut-il attribuer cette condition en apparence défavorable des habitants des localités thermales? On avait cependant remarqué depuis longtemps que si les eaux minérales jouissaient de ces propriétés spécifiques merveilleuses dont on s'est plu à les doter avec tant de libéralité, les indigènes qui en peuplent les approches devraient être absolument exempts des maladies qu'elles seraient si bien aptes à guérir. Ils ne manquent pas en effet d'en faire usage à propos des plus légères indispositions; dans plus d'un endroit même, ces eaux entrent pour une certaine part dans les usages domestiques, et enfin il peut arriver, comme à Vichy, que la plupart des eaux potables se trouvent mélangées en certaine proportion avec les principes dominants des eaux thermales; ici les carbonates de soude, ailleurs des sels de magnésie ou du fer.

Il est donc vraisemblable qu'une partie de l'indifférence avec laquelle les malades dont nous parlons subissent l'action du traitement thermal, est due à l'usage trop fréquent ou trop habituel de l'eau minérale elle-même ou de quelques-uns de ses principes constituants. Mais il n'est pas permis de douter non plus que ces mêmes malades ne se trouvent privés d'une notable partie de l'action médicatrice des eaux minérales, parce que l'usage de ces dernières n'est accompagné pour eux d'aucun de ces changements qui com-

plètent, pour les autres, ce qu'on doit entendre par traitement thermal.

Dans quel sens donc pouvons-nous comprendre que l'ensemble des circonstances dont se composent les conditions
hygiéniques afférentes au traitement thermal modifient
l'organisme des malades auprès des sources minérales? Nous
ne pouvons traiter une pareille matière sans toucher à une
question dont nous n'avons pas recherché ici l'élévation,
peut-être peu proportionnée à cette simple étude; mais il
ne nous appartient pas d'éluder un sujet qui ne peut s'en
séparer.

La puissance médicatrice de la nature est un de ces grands
faits dont les témoignages et dont la nécessité se montrent
à nous avec une abondance et avec une clarté, qui permettent de leur attribuer la valeur d'axiomes et semblent en
rendre superflue toute démonstration. Comment se fait il
cependant que ce soit là le terrain où les écoles modernes
aient le plus de peine à s'entendre? qu'ici, placé au sommet
de la doctrine, cet axiome se cache ailleurs dans une sorte
de silence honteux, et qu'un professeur de la Faculté de
Paris ait osé récemment traiter comme une rêverie ou une
puérilité, la croyance en la nature médicatrice? N'est-ce
pas là tout simplement le fruit d'un malentendu, et la confusion n'est-elle pas plutôt dans le langage et dans la manière de philosopher, que dans le fond des choses? On comprend en effet que lorsqu'on parle de l'autocratie de la nature, d'une nature intelligente, et qu'on s'engage dans une
analyse tout arbitraire de faits de pur dynamisme, il y ait
des esprits qui se révoltent et traitent de fable ce qui n'est
qu'une complaisance ou une inexactitude de langage.

Mais ce qu'on entend par nature médicatrice, c'est cette
loi d'après laquelle les êtres organisés possèdent la propriété

de réagir contre les causes de destruction qui les menacent, et de réparer les altérations qu'ils ont subies de la part des agents extérieurs propres à les atteindre. Nous ne pouvons même définir par une autre formule, aux expressions près, le fait de l'organisation, et nous ne pouvons mieux exprimer la distance qui sépare les êtres organisés des corps inorganiques. La physiologie cherche à pénétrer le plus avant possible dans l'étude de cette propriété, mais elle ne peut aller loin sans s'arrêter vis-à-vis de forces qu'elle est obligée de supposer, mais qu'elle est impuissante à analyser comme à définir.

Cette propriété de la matière organisée ne saurait l'abandonner dans la maladie, car elle lui est inhérente, et quand elle s'en sépare, la matière n'est plus organisée, elle est morte. C'est aux manifestations de cette propriété que l'on a donné le nom de nature médicatrice ; et s'il est des esprits que ce mot offusque, il n'en est pas du moins qui se refusent à la notion qu'il exprime, car ce serait nier la vie, et il est un point où le sophisme n'est plus qu'un jeu indigne d'arrêter une pensée sérieuse. C'est encore dans ce sens que l'on a appelé la maladie, dont les diverses évolutions semblaient la manifestation vivante de cette réaction naturelle et nécessaire de l'organisme, une *fonction*. Mais laissons là ces dogmatisations qui ouvrent un large champ à la scolastique, et représentons simplement que si l'autocratie de la nature, comme on a dit, se trouvait exclusivement dans les mains du médecin, c'est-à-dire sans doute du bon médecin, c'est-à-dire du médecin qui ne se trompe pas et qui oppose toujours à la maladie le meilleur remède possible, la terre serait dépeuplée depuis longtemps.

Considérez en effet les longs âges et les populations innombrables qui n'ont connu d'autre médecine que des traditions informes et grossières, où de pures pratiques extérieures tenaient plus de place qu'une médication quelconque et effective; considérez aujourd'hui, au sein des pays les plus civilisés, combien d'individus, dans les campagnes surtout, se refusent, par ignorance ou par misère, ou par système, à l'intervention de la médecine, combien sont exposés aux erreurs, condamnables ou non, de la médecine, par suite de l'obscurité du diagnostic, de l'incertitude des actions thérapeutiques, etc., et vous devrez convenir que, quelles que soient les ressources de la science, celle-ci trouverait aussi bien des exemples à puiser dans cette nature médicatrice qu'elle est appelée à soutenir dans ses efforts, mais sans l'appui de laquelle sans doute les siens propres demeureraient superflus.

En effet, si la nature, ou pour mieux dire, si l'organisme peut souvent se passer de la médecine, souvent aussi il réclame son aide, et, suivant de vieilles définitions, le médecin a pour mission première de lui apporter son assistance, d'en épier la direction et de la suivre dans ce sens, et l'habile médecin est celui qui se garde autant de lui imposer un concours indiscret, que de lui refuser son intervention alors et au degré qu'il lui devient nécessaire.

La médecine possède deux sortes de moyens pour conspirer avec l'organisme au rétablissement de la santé : les uns consistent dans l'emploi de médicaments ou de procédés thérapeutiques, les autres dans des pratiques purement hygiéniques, et ces divers ordres de moyens peuvent, suivant les circonstances, être usités séparément ou combinés ensemble, car l'hygiène peut aussi bien qu'une médication, et quelquefois à un bien plus haut degré, entraîner dans un organisme altéré des modifications salutaires, c'est-à-dire une impulsion vers le retour aux conditions normales.

C'est surtout dans les maladies chroniques, celles que nous

avons en vue exclusivement ici, à l'aide des moyens lents, graduels, mais continus et persistants dont elle dispose, qu'elle doit contribuer à remplir les vues que nous venons d'exposer.

Si l'on veut, en effet, que l'organisme subisse ces changements profonds et successifs qui peuvent seuls le ramener de l'état morbide à l'état normal, il faut d'abord qu'il se trouve environné des conditions le plus en rapport avec le jeu régulier de ses organes, avec l'accomplissement parfait de ses fonctions. Or, quels moyens apparaissent propres à le faire entrer et à le maintenir dans cette voie nécessaire, si ce n'est ceux que nous pouvons puiser dans l'usage bien dirigé des agents qui constituent *la matière de l'hygiène*, atmosphère, aliments, exercice?

Il est difficile, dans l'étiologie et dans la pathogénie si obscures et certainement si complexes de la plupart des maladies chroniques, de ne pas faire jouer un rôle considérable à ces éléments essentiels de la vie physique, sans parler de ceux, non moins réels, mais plus difficiles à saisir, de la vie intellectuelle ou affective. De là ressort l'indication presque constante de chercher à changer les conditions au milieu desquelles ces maladies se seront développées.

Ou ces conditions étaient par elles-mêmes nuisibles, et ont pris une part quelconque à la constitution de la maladie, et alors il est évident que leur éloignement est indispensable à la guérison, ou elles étaient indifférentes; mais impropres alors à solliciter de la part de l'organisme les efforts salutaires exigés pour son retour à la santé, il y aura tout à gagner à en changer la modalité.

Nous ne pouvons nier que, sur ce terrain, l'imagination ne risque de s'égarer dans des hypothèses trop faciles à plier sous tel ou tel ordre d'idées préconçues et incertaines. Mais nous pouvons affirmer aussi qu'en s'imposant de ne procéder que d'après des données absolues et manifestes, on se condamne, en pareille matière, à la stérilité qui frappe si souvent les efforts les plus sincères de la médecine. C'est l'hypothèse, mais éclairée par les données indirectes que la physiologie, la chimie, l'anatomie pathologique, l'expérience enfin, nous mettent à même de recueillir, c'est l'hypothèse qui nous permet de suppléer d'une manière féconde et bienfaisante à tout ce que nous ignorons encore pour procéder avec certitude.

Ne savons-nous pas, en effet, sans pouvoir en analyser autrement les raisons, qu'un des moyens les plus sûrs que nous possédions d'enrayer la diathèse scrofuleuse ou la diathèse tuberculeuse, c'est de changer le milieu dans lequel ces diathèses ont trouvé des conditions propices à leur développement? Les scrofules n'apparaissent pas toujours dans des séjours privés d'air et de lumière; la phthisie ne se montre pas seulement au milieu de ces circonstances débilitantes qui constituent des chances si considérables à son développement. Et si le séjour au bord de la mer ou parmi des émanations déterminées, que nos sens du reste nous décèlent plus subtilement que la chimie, semble, dans quelques circonstances, expliquer les effets dont nous parlons, n'est-il pas vrai que le simple changement de localité est une condition capitale et que nous recherchons avant toute autre?

Or, ce que personne ne songe à contester à propos de ces diathèses, si communes et si funestes, doit être vrai de la généralité des maladies chroniques, dont l'origine, pour être écrite en caractères moins saillants, n'en est pas moins puisée, pour une grande part au moins, dans la constitution, originelle et surtout acquise, de l'organisme. Ici, nous n'entendons pas parler de ces maladies organiques, expression ineffaçable des changements auxquels nous faisons allusion. C'est précisément par la négligence ou l'oubli des principes que nous invoquons, que la plupart d'entre elles sont parvenues à se développer sur le terrain où on les a laissées se greffer et grandir. Quelquefois, sans doute, dans cette lutte où nous étudions les ressources dont la nature nous a permis de disposer pour les mettre en retour à son service, la tendance morbide possède une suprématie devant laquelle tout effort doit fatalement céder; mais étudiez avec quelque sollicitude, non pas à l'hôpital et à l'amphithéâtre, mais sur le terrain plus vaste et plus fécond de la pratique commune, ces exemples sans nombre de maladies chroniques de la poitrine et de l'abdomen, dont les différents degrés offrent à votre observation les phases successives, et tantôt nécessaires, tantôt seulement possibles, de leur évolution; vous reconnaîtrez alors la part respective que les seules forces de l'organisme, spontanément agissantes ou sollicitées par l'art, que le jeu des modificateurs hygiéniques, que la thérapeutique proprement dite, peuvent prendre dans leur développement, dans leurs vicissitudes ou dans leur issue.

C'est ainsi que nous comprenons la grande place qu'il faut faire, et dans notre esprit et dans notre direction pratique, aux conditions purement hygiéniques que les malades rencontrent aux eaux minérales. Doublée elle-même par la médication effective que l'on vient y pratiquer, leur influence vient s'adjoindre à celle de la médication et la compléter.

Combien souvent, dans ces maladies que l'imperfection de nos moyens d'analyse nous force d'appeler fonctionnelles, combien souvent n'avons-nous pas vu des malades auxquels un simple séjour à la campagne avait rendu maintes fois une apparence de santé aussi complète que celle qu'ils pouvaient rapporter des eaux, mais que la cessation de ces con-

ditions meilleures venait chaque fois effacer au retour! Ils
ne gagnaient d'abord en apparence rien de plus par le traitement thermal; mais ils s'apercevaient ensuite que les
bienfaits obtenus de la double médication, hygiénique et
thermale, au lieu de s'évanouir, demeuraient formels et persistants cette fois, au moins dans une certaine mesure. Et
nous n'hésiterons pas à ajouter que si ces mêmes sources alcalines ou autres avaient coulé au centre de Paris, ou n'importe où, mais à la porte même de ces malades qui étaient
venus les chercher au loin, une grande partie de ces effets
combinés eussent été perdus pour eux.

Entrons dans quelques applications particulières.

Les conditions atmosphériques, l'exercice et la distraction,
tels sont les trois éléments, pris dans le sens hygiénique, que
les malades ont à rencontrer aux eaux minérales. Nous ne
parlons pas de la diététique, parce que celle-ci est généralement indépendante des conditions de localité. Si l'on va
quelquefois faire, dans des localités spéciales, ce qu'on a
appelé des cures de raisin, de lait, de petit lait, c'est surtout
dans un but thérapeutique. Ce que nous pourrions dire, du
reste, des rapports des localités avec l'alimentation, serait
étranger à notre sujet.

L'atmosphère, l'exercice, la distraction, ne sauraient être
partout précisément les mêmes; mais c'est surtout au point
de vue des conditions atmosphériques qu'il importe de distinguer entre les localités.

Le climat, la température, la direction des vents, doivent
sans doute être pris en grande considération; mais la composition de l'air offre un intérêt tout particulier. C'est ainsi
que la présence de forêts résineuses offre aux affections tu-
berculeuses ou catarrhales de la poitrine une médication
toute spéciale, que le voisinage de la mer fournit aux scro-

fuleux une atmosphère particulièrement salutaire. Ces diverses classes de malades ne sont pas celles que doivent attirer les eaux de Vichy. Ce que l'on trouve ici, c'est l'air pur de la campagne, avec des conditions moyennes de température et de climat. Abritée par les collines qui l'environnent, assez élevées pour rompre la violence des vents, pas assez pour s'opposer à la libre circulation de l'air, balayée d'ailleurs par une large rivière, la vallée de l'Allier offre toutes les conditions de salubrité que l'on peut aller chercher à la campagne.

Il est difficile de se refuser à croire que l'atmosphère de la ville même ne renferme pas une proportion d'acide carbonique supérieure à la proportion moyenne de l'air atmosphérique ; d'autant que ce gaz, exhalé de sources nombreuses, en une prodigieuse proportion, que M. Bouquet évalue à 3,123 kilog. par jour, ou 1,139,895 kil. par an, contenant 310,880 kil. de carbone, tend par son propre poids à se rapprocher du sol plutôt qu'à s'épandre dans l'air. L'atmosphère de Vichy ne pourrait qu'y emprunter certaines qualités stimulantes, salutaires peut-être à la plupart des malades qui s'y trouvent, mais sans doute moins salutaires à ceux atteints d'affections pulmonaires, peut-être de maladies du cœur, et qui pourraient bien expliquer une remarque faite par nous depuis longtemps, que le séjour de Vichy n'est généralement pas favorable aux asthmatiques. Cependant, l'analyse chimique, si souvent muette au sujet des modifications dans la composition de l'air atmosphérique, n'a pas permis de reconnaître encore cette prédominance supposée de l'acide carbonique. Je ne puis m'empêcher de faire une remarque à ce sujet.

Il est deux corps, ou deux milieux, l'air atmosphérique et le sang, qui sont incessamment occupés à charrier un nombre infini de matières diverses, lesquelles n'ont pas d'autre chemin à parcourir pour obéir aux phénomènes de transmission et de migration qui sont l'essence de l'organisation d'une part, et de la matière en mouvement de l'autre. L'un et l'autre offrent une composition complexe parfaitement définie, et dont l'expression répond aux résultats analytiques les plus constants et les plus certains. Eh bien! dans l'un et dans l'autre, dans l'air comme dans le sang, il est presque toujours impossible de découvrir la moindre trace des mélanges qui doivent incessamment s'y opérer, et des matériaux innombrables qui ne sauraient manquer d'y pénétrer sans interruption.

Nous possédons un moyen de développer l'usage de la constitution atmosphérique où nous sommes plongés, et de multiplier l'activité de l'organisme, c'est l'exercice. Nous n'avons jamais pu relire sans admiration les considérations que Liebig a développées au sujet de l'influence de l'exercice sur les phénomènes chimiques qui se passent au sein de nos tissus. La chimie organique n'aurait encore inspiré que ces belles pages, qu'il faudrait la proclamer la science de l'avenir, pour la physiologie, comme elle est, pour l'industrie, la féconde rivale de la vapeur et de l'électricité.

L'exercice, pris dans le sens hygiénique, a une acception très-large. Pour un homme de cabinet, pour une femme rêveuse ou indolente, le simple séjour aux eaux minérales entraîne un exercice considérable. La nécessité même du traitement, l'obligation, un peu superstitieuse, mais certainement salutaire, de se promener en buvant les eaux, le lever matinal, cela seul constitue déjà une dérogation importante aux habitudes de la vie. Mais nous ne saurions trop insister sur la convenance de développer, autour des établissements thermaux, tous les moyens de faciliter l'exercice et d'y entraîner par le plaisir et par l'exemple. Un des grands avantages des eaux situées dans les montagnes, c'est de solliciter par la beauté des sites, par le charme et l'imprévu des promenades, par l'entraînante séduction des courses à cheval, des habitudes d'une haute portée sous le rapport hygiénique et thérapeutique.

Vichy, bien qu'offrant un nombre suffisant de buts de promenades agréables et diversifiées, ne présente sous ce rapport rien de semblable à Cauterets, Bagnères-de-Luchon, Baden-Baden. Mais nous ne saurions trop conseiller d'y populariser l'exercice du cheval : monter à cheval, c'est faire de la gymnastique, et une gymnastique plus amusante et non moins salutaire que le tremplin. Jusqu'ici on y a à peu près vécu sur des ânes, montures dont les allures habituelles se prêtent volontiers au service des personnes malades et débiles, mais dont les caprices, difficiles à utiliser au point de vue médical, ne sont guère qu'à l'usage des gens bien portants.

Que dirons-nous des distractions à Vichy? Traiter ce sujet à part, serait nous exposer à nous traîner dans des lieux communs, ou à entrer dans des détails peu sérieux. La distraction est d'ailleurs une chose tout individuelle : chacun la désire et la ressent à sa guise. La ligne a pour le pêcheur autant d'attrait qu'une symphonie pour un musicien.

Là où se réunit une société polie et cultivée, il faut que les occupations de l'esprit et des sens, il faut que les habitudes du monde, que les arts et leur attrait tiennent une place. Sans doute, quand ces justes et nobles distractions dépassent la mesure et entraînent un certain désordre d'habitudes ou d'imagination, c'est un tort. Nous n'avons jamais compris qu'un établissement thermal se convertît en un temple du plaisir. Les mœurs qui y règnent doivent avoir un côté sérieux qui, tout en laissant aux individualités le loisir de se livrer à leurs ébats, imprime à l'ensemble de la population comme un reflet de l'objet qui la rassemble.

C'est dans ce sens que nous comprenons le développement des distractions. Bien entendues, elles arriveront à faire partie intégrante de la thérapeutique, car l'organisme humain, semblable à ces corps sonores dont le moindre contact ébranle au même instant toutes les molécules, ressent inévitablement, dans toutes ses parties, chacune des impressions, bonnes ou mauvaises, qu'il vient à recevoir.

LETTRE XVII.

———◦◦◦———

DE LA SAISON THERMALE.

Que faut-il entendre par saison thermale? — Vieux langage ; vieilles idées. — De la saison qui convient le mieux pour un traitement thermal. — Durée du traitement.

Il ne s'est pas créé seulement des idées toutes particulières à l'usage de la médecine thermale : on a encore inventé à son sujet un vocabulaire à part et qui réclame une traduction pour être compris. Qu'est-ce qu'une *saison thermale ?* On entend quelquefois par là l'époque à laquelle on a restreint arbitrairement l'usage des eaux ; mais surtout on emploie ce mot dans le sens de traitement. On dit : il faut faire une, deux saisons, une demi-saison ; ou bien : j'ai fait une bonne saison, comme peuvent s'exprimer les industriels qui sont venus exploiter, à une station thermale, les besoins et les caprices du public.

Dans quelque sens que l'on prenne le mot de saison, il nous semble qu'il y aurait tout avantage à le rayer, nous ne dirons pas du langage thermal, car il ne doit pas y avoir de langage thermal plus que d'idées thermales, mais des habitudes thermales, et à lui rendre sa signification vulgaire. Employer ce mot dans le sens de la saison où il faut prendre les eaux, c'est préjuger ce que nous croyons au moins douteux, qu'il y ait une relation formelle entre l'usage des eaux minérales et une saison quelconque. Quant à dire : faire une saison, une longue saison, on remarquera simplement que ce n'est pas français, et que le mot *traitement* ou le mot *cure*, usité par les Allemands, serait beaucoup plus convenable et plus facile à comprendre.

Cependant, réunissant ici tout ce que, à tort ou à raison, on a rattaché à la saison thermale, nous passerons en revue les questions suivantes :

Ne convient-il de faire usage des eaux que pendant une saison particulière? Quelle est la saison où il convient le mieux de faire usage des eaux de Vichy? Quelle doit être la durée du traitement?

C'est une croyance généralement répandue, que les eaux minérales ne doivent être prises qu'à des époques déterminées, généralement assez restreintes et à propos desquelles on confond avec trop de complaisance l'usage médical des eaux avec les convenances administratives des établissements, ou bien encore avec le cortége de distractions et de plaisirs qui, dans beaucoup de localités thermales, font partie intégrante de la question hygiénique et thérapeutique.

Au point de vue de l'action thérapeutique des eaux considérée en elle-même, il est bien clair que la saison qu'il fait ne saurait changer en aucune façon la manière dont elle s'exerce. Quelque idée que l'on se fasse de l'action intime et moléculaire des eaux, on ne saurait admettre raisonnablement que cette action change suivant la saison et se trouve soumise elle-même aux influences atmosphériques. Nous ne connaissons aucune médication qui se trouve dans un pareil cas, et d'ailleurs il n'est pas une eau minérale dont on ne fasse usage utilement, loin des sources, à quelque époque de l'année que ce soit.

Mais il est certaines circonstances relatives au mode d'administration des eaux minérales, qui ne sont pas aussi indépendantes de la saison. Ainsi il est clair qu'une saison froide est une circonstance peu favorable à l'usage journalier des bains et des douches. Mais encore ceci s'applique-t-il davantage aux conditions d'aménagement des localités thermales qu'à la nature du traitement lui-même. Il est certain en effet que les eaux de Vichy pourraient être aussi bien prises, de la manière la plus complète possible, l'hiver que l'été, en s'astreignant aux précautions exigées par la température. Que la forme du traitement dût être modifiée par suite de cette dernière, ceci n'est pas en question. Et d'ailleurs nous sommes souvent obligés d'en faire autant à l'époque en apparence la plus favorable, par suite des vicissitudes de la saison, des chaleurs extrêmes, etc. Il est vrai encore qu'il est un certain nombre de stations thermales que la rigueur de la température ne permettrait pas de songer à aborder l'hiver; il en est même dans les Pyrénées et dans les montagnes de l'Auvergne, que leurs habitants abandonnent durant plusieurs mois de l'année. Il est bien clair que ce n'est pas de ces eaux-là que nous parlons.

Ce qu'il importe de savoir, c'est que si les médications thermales ne sont point usitées pendant l'hiver, cela tient à des circonstances étrangères à leur action thérapeutique elle-même, et que les conditions de saison ou de température doivent seulement entraîner de simples modifications dans leur mode d'administration et un certain ordre de précautions.

Tout cela ne signifie pas qu'il ne faille point avoir égard à la saison, lorsqu'on doit suivre un traitement thermal. D'abord il y a une série d'affections, celles de l'appareil respiratoire, qui ne s'accommoderaient pas aisément d'un déplacement et d'une vie en plein air, pendant un temps froid. Ensuite, et c'est là ce qui justifie le mieux les limites restreintes pendant lesquelles les établissements thermaux sont hantés, la plupart des maladies qui réclament les eaux minérales ont une marche lente et une longue durée qui n'assignent pas précisément un caractère d'urgence à leur traitement, et qui permettent de choisir l'époque la plus opportune. La question ainsi posée, il n'y a pas de doute qu'il est préférable d'aller prendre les eaux pendant la belle saison; mais il est évident aussi que les limites sacramentelles dans lesquelles se renferme habituellement la saison destinée à leur usage, n'ont point de raison d'être.

A Vichy, l'établissement thermal est officiellement ouvert le 15 mai et fermé le 6 octobre. Cependant en deçà et au-delà de cette époque, l'usage des eaux en boisson est permis et il n'est pas impossible de prendre des bains. Mais l'établissement thermal n'a pas encore été disposé de manière à se prêter à l'usage individuel des eaux. Il ne peut guère fonctionner qu'en grand. Ainsi il ne faudrait pas songer à se faire administrer des douches en dehors de l'espace de temps que nous venons d'indiquer. Nous croyons qu'il entre dans les vues de l'administration actuelle de Vichy d'étendre, au-delà de ses limites habituelles, la durée de ce qu'on appelle la saison thermale, peut-être même d'organiser une *saison d'hiver*. Ce serait une excellente mesure et qui recevrait de certaines et utiles applications. Aujourd'hui, Vichy n'est guère peuplé de ses malades que pendant les mois de juin, juillet et août, surtout pendant le mois de juillet ; or, ceci se trouve précisément l'inverse de ce qui devrait être.

Lucas, le médecin inspecteur qui a précédé Prunelle, et sous la direction duquel Vichy a réellement acquis le développement et la réputation qui en font aujourd'hui un des premiers établissements thermaux de l'Europe, avait institué à Vichy, pour nous servir du langage de convention, deux saisons. La première durait pendant les mois de mai et de juin ; mais l'établissement thermal était fermé pendant le mois de juillet, pour s'ouvrir de nouveau au mois d'août. Lucas avait remarqué, comme nous pouvons le faire tous les ans, que si les temps froids ne sont pas précisément une condition favorable au traitement thermal, les grandes chaleurs n'en constituent pas une meilleure. Alors, et surtout par les temps d'orage, la surexcitation du système nerveux, la disposition aux congestions actives, rendent les eaux plus difficiles à tolérer, leur action excitante se développe, les diarrhées se multiplient, il faut en surveiller l'emploi avec beaucoup de circonspection, souvent même les suspendre.

Il y a trente ans, le nombre des malades qui fréquentaient les localités thermales était beaucoup moindre qu'aujourd'hui. Le médecin inspecteur s'y trouvait souverain maître, pour tout ce qui concerne l'hygiène et la thérapeutique. Aujourd'hui, la foule qui encombre nos eaux ne permettrait plus de clore nos établissements pendant la belle saison, et les médecins inspecteurs, à tort ou à raison, ont été dépouillés de toute initiative administrative. Les temps sont bien changés. Notre pensée n'est assurément pas de demander que l'établissement de Vichy soit fermé pendant le mois de juillet. Mais nous voudrions que l'on arrivât à comprendre que le choix de cette époque de l'année est tout simplement une affaire d'habitude et de mode, et qu'il est infiniment préférable de prendre les eaux par une température modérée, que pendant les ardeurs de la canicule.

Les deux époques les plus convenables pour suivre avec fruit le traitement de Vichy, c'est depuis le 1er mai jusqu'à la fin de juin, et depuis le 15 août jusqu'aux premiers jours d'octobre, ou tant que les pluies d'automne n'ont pas commencé; et comme le mois de mai est habituellement pluvieux, le meilleur temps pour venir à Vichy se trouve certainement du 15 août à la fin de septembre. L'automne est, en France, la plus belle saison de l'année, la plus égale, la plus propice à une médication de ce genre. Il est vrai que beaucoup de personnes ne se trouvent bien autour de sources minérales, comme dans un salon, que lorsqu'il y a cohue et qu'on ne peut plus se retourner. Le traitement en souffre : comme un établissement thermal n'est pas élastique, l'encombrement rend difficile et insuffisant le service des bains et des douches. N'importe, il y avait foule, les eaux n'ont pu manquer de faire grand bien. Mais il est inutile d'insister sur ces considérations qui deviennent extra-médicales. Nous n'avons pas besoin non plus de nous arrêter sur la question de la salubrité de Vichy, dans l'automne. Nous avons dit ailleurs ce qu'il fallait penser des fièvres du mois de septembre, dont on a fait un épouvantail pour la généralité des malades et des médecins.

La nature de la maladie ou de la constitution du malade doit encore être prise en considération, dans le choix de la saison que l'on préférera pour l'application du traitement thermal. Les maladies de foie éviteront particulièrement la saison la plus chaude, que les individus très-affaiblis et les constitutions lymphatiques devront rechercher au contraire. On préférera pour un individu pléthorique, ou sujet aux congestions actives, une température peu élevée, tandis qu'un rhumatisant se trouvera mieux dans des conditions opposées.

Un des points les plus importants dans la direction du traitement thermal est relatif à la durée qu'il faut assigner au traitement; mais c'est celui dont on s'est préoccupé le moins jusqu'ici, ou plutôt c'est celui à propos duquel le plus d'absurdités thermales sont commises.

Dans toutes les médications, même les plus innocentes, s'agit-il de sucs d'herbes ou de prises de rhubarbe, la durée en est mesurée avec soin, d'après les circonstances, et le médecin est appelé à en décider. En médecine thermale, il en est autrement. Dans chaque établissement, la saison doit avoir une durée déterminée d'avance, en général de vingt-et-un jours; il en est du moins ainsi à Vichy. Qui a inventé cela? Cette institution remonte dans la nuit des temps. Nous permettrons-nous de reprocher à nos prédécesseurs de s'y être docilement assujettis? Que vous soyez légèrement indisposé ou gravement atteint, cela n'y fait rien, la saison est de vingt-et-un jours. La première action des malades à leur arrivée à Vichy est de retenir leur place pour le jour du départ, c'est-à-dire le vingt-et-unième jour au soir ou le vingt-deuxième; ils vont ensuite consulter un médecin. Si vous voulez les retenir davantage, ils jettent les hauts cris. Si vous voulez abréger le traitement, la plupart ne pouvant s'en aller avant le vingt-et-unième jour, continueront leurs bains, pour employer le temps. C'est par bains en effet que se comptent les jours du traitement, et les femmes ne manquent pas d'ajouter au nombre de jours obligé, celui qu'il leur aura fallu soustraire aux bains quotidiens.

Cependant toutes les saisons ne sont pas de vingt-et-un jours. Quand on se croit très-malade, on s'ordonne deux

saisons, c'est-à-dire quarante-deux jours, et lorsqu'un malade entend faire ses deux saisons, il faut habituellement
que le médecin en passe par là. Le malade, aux eaux minérales, est essentiellement volontaire. D'ailleurs deux jours
de table d'hôte l'ont mis parfaitement au courant de ce
qu'il a besoin de savoir pour se soigner d'autorité. Le médecin, qu'on a appelé ailleurs *ministrans naturæ*, belle et
noble servitude, n'est plus là que l'humble valet de la naïade,
de ses vieilles habitudes, de ses petites manies, de ses rou-
tines séculaires, et de la saison. *Tu l'as voulu, Georges Dandin!*

Malgré le vieux dicton suivant lequel tout ce qui existe a
sa raison d'être, malgré le respect que nous portons naturellement aux habitudes d'autrefois, et que nous devons surtout aux prescriptions et même aux tolérances de nos anciens, nous espérons bien voir tout cela changer autour de
nous, et, entre autres choses, la saison de vingt-et-un jours,
laquelle est une chose aussi déraisonnable que l'expression
en est incorrecte. Les malades qui viennent à Vichy auraient
tous la même maladie, qu'une durée uniforme de traitement
serait contraire à toutes les règles de la pratique, chacun
devant se trouver impressionné à sa manière par un traitement identique, et les conditions individuelles de tolérance
variant pour chaque malade. Mais à plus forte raison une
telle idée est-elle insoutenable quand il s'agit d'appliquer
les eaux à tant d'états divers et même opposés.

Tout cela rentre dans ce vieux système d'administration
des eaux minérales, dans lequel le médecin ne se trouvait
annexé à l'établissement thermal que comme un ornement
inutile, la formule étant la même pour tous, et la baignoire
où chacun vient se plonger à son tour un symbole unitaire,
auquel l'art et la science n'avaient rien à voir. Aujour-
d'hui on commence à comprendre que la médecine, aux eaux

minérales, a besoin d'être faite comme partout ailleurs, et
les eaux administrées suivant les mêmes règles que tous les
autres médicaments, si ce n'est que l'attention et la sagacité
du médecin ont d'autant plus à s'exercer, qu'il adresse une
médication plus efficace à des conditions morbides plus difficiles à déraciner.

La durée du traitement thermal à Vichy doit être soumise,
comme la dose des eaux, à l'appréciation de toutes sortes de
conditions dépendantes de la nature, de la durée de la maladie, de l'impressionnabilité du malade au médicament, de
la saison, etc. Il est rare qu'elle doive être moindre de quinze
jours : elle doit se continuer en général de vingt à trente
jours; mais il peut être utile de la prolonger de un à deux
mois ou même davantage.

Une des choses qui empêchent le plus la bonne direction
d'un traitement à Vichy, c'est la nécessité de le presser, de
ne point perdre de temps, d'utiliser tous les jours. Il n'en
pourra malheureusement jamais être autrement. Si nous
trouvons ridicule que les malades fixent eux-mêmes la durée
de leur traitement, nous savons bien que la plupart sont
dans l'impossibilité d'y consacrer un temps fort long, et cet
éloignement de la vie habituelle, des affaires, quelquefois de
la famille, qui est un des éléments précieux du traitement
thermal, y deviendrait au contraire un sérieux obstacle, si
l'on ne parvenait à le restreindre dans de certaines limites.
Cependant il faut savoir que si, dans certains cas, il convient de pousser le traitement avec activité et sans interruption, lorsqu'il s'agit d'exercer certaines modifications
profondes et rapides sur l'organisme, dans le plus grand
nombre des cas au contraire, il y aurait bénéfice à procéder
lentement, par degrés, de manière à pouvoir observer et
mesurer à loisir les effets obtenus, de manière à rendre

effective, enfin, une direction qui n'est souvent qu'illusoire.

En résumé, et pour en revenir au véritable sujet de cette lettre, nous croyons qu'on pourrait, à propos d'eaux minérales, restreindre avec avantage la signification du mot *saison* au sens exprimé par le *Dictionnaire de l'Académie :* « Le temps propre pour faire quelque chose. » Cette traduction, si elle n'est pas très-élégante, exprime du moins une chose vraie : c'est qu'il y a un temps meilleur que les autres pour suivre avec le plus de fruit possible un traitement thermal. Seulement nous avons fait comprendre que ce temps n'offrait rien d'absolu, et devait, surtout, être étendu dans des limites beaucoup plus larges que celles où on l'enferme ordinairement.

Quant à l'acception attribuée au mot *saison,* dans le sens de traitement, elle est également contraire à la langue et à la raison. Pourquoi ne pas s'en tenir au mot *cure* qui ne signifie pas *guérison,* comme le croient beaucoup de personnes, mais : « *traitement,* pansement de quelque maladie ou blessure. » (*Dictionnaire de l'Académie.*)

LETTRE XVIII.

—◆◆◆—

DE L'USAGE DES EAUX DE VICHY TRANSPORTÉES.

Les eaux minérales transportées ne peuvent suppléer au traitement thermal.
— Mais elles peuvent constituer encore un médicament effectif. — Altérations que subissent les eaux de Vichy transportées. — Propriétés qu'elles
conservent. — Usage des eaux de Vichy transportées. — Choix des sources.

L'usage des eaux minérales, loin des sources qui les fournissent, ne saurait, en aucune façon, remplacer un traitement thermal, c'est-à-dire suivi près des sources minérales
elles-mêmes. L'altération que subit l'eau minérale conservée,
par son contact avec l'air, avec la lumière, par son refroidissement ou par les variations de température auxquelles
elle est exposée, par la perte de ses gaz, etc., n'en est pas
la seule cause. C'est une chose fort complexe qu'un traitement thermal, et les différents modes d'administration des
eaux y jouent un rôle très-important, auprès des qualités
essentielles de l'eau minérale elle-même. En outre, les ma-

19.

lades trouvent dans le déplacement et dans le changement de milieu qu'occasionne un voyage vers une de nos stations thermales, des conditions hygiéniques qui, pour la plupart d'entre eux, si ce n'est pour la totalité, prennent une part réelle et importante à la cure.

Cependant, malgré toutes ces considérations qui, mieux comprises aujourd'hui, attirent tant de malades aux eaux, il ne faut point négliger l'usage des eaux minérales transportées. Quoi que l'on puisse penser des altérations qu'elles ont subies, elles n'en constituent pas moins encore un médicament effectif, et qui, pour un certain nombre d'entre elles au moins, peut rendre de grands services à la thérapeutique.

On ne fait certainement pas des eaux minérales transportées tout l'usage qu'il faudrait. Le prix trop élevé auquel elles se vendent (1), et les notions insuffisantes que l'on possède sur les propriétés réelles de la plupart, en sont les premières causes. Mais il en est une autre qui dépend de l'idée que se font beaucoup de médecins, que les eaux minérales transportées ont perdu toutes leurs vertus. Si l'on excepte quelques eaux purgatives, et encore préfère-t-on généralement les eaux artificielles aux naturelles, les eaux de Vichy et certaines sources sulfureuses, combien de médecins n'ont, systématiquement, recours à aucune eau minérale dans leur pratique? Mais il n'est pas plus exact de réduire ainsi à néant l'utilité

(1) Il serait à désirer que les propriétaires ou fermiers des sources thermales voulussent bien comprendre que, au point de vue industriel, le produit qu'ils débitent ne nécessitant aucuns frais de fabrication, le bénéfice qu'ils ont à en retirer doit être en raison, non pas du prix auquel ils le vendent, mais du débit qu'ils en font; or, il est élémentaire, en matière commerciale, et il n'est pas un médecin qui ne puisse sur ce sujet particulier l'affirmer par expérience, que le débit doit être en raison de la moindre élévation des prix.

des eaux minérales prises loin des sources, qu'il ne le serait de prétendre remplacer un traitement thermal par l'usage des eaux à domicile.

Un traitement thermal, c'est une *médication*. Une eau minérale transportée, ce n'est plus qu'un *médicament*. Telle est l'idée qu'il faut se faire, en thérapeutique, de chacun de ces moyens.

Nous nous proposons d'étudier, dans cette lettre, l'usage de l'eau de Vichy transportée, moins au point de vue de ses applications thérapeutiques, que sous le rapport du choix du médicament et de la manière de l'administrer.

Avant d'aborder ces divers points, nous devons commencer par exposer les conditions dans lesquelles se trouve l'eau de Vichy transportée, afin que l'on puisse se faire une idée précise de la nature du médicament qu'elle constitue.

L'altération la plus ordinaire que subit l'eau de Vichy, transportée et conservée loin des sources, consiste dans le dégagement de l'acide carbonique d'un côté, et la précipitation, de l'autre, des carbonates terreux, et aussi du fer peroxydé, lequel entraîne avec lui l'acide arsénique.

Ces altérations sont naturellement proportionnées aux causes qui ont pu les déterminer, et dont les principales sont l'exposition prolongée au contact de l'air, le bouchage incomplet des bouteilles, leur conservation dans des magasins soumis à des variations de température (Bouquet). Il est vrai que l'on ne peut généralement savoir dans quelle mesure l'eau minérale aura pu être soumise à chacun de ces accidents dans un cas donné, et, par conséquent, quel est au juste son degré d'altération.

Cependant il ne faut pas s'exagérer le degré suivant lequel ces causes peuvent agir sur la composition de l'eau minérale, et la modifier après son puisement. Nous trouverons, dans l'excellent travail de M. Bouquet sur les eaux de Vichy, des renseignements importants sur ce sujet.

M. Bouquet a toujours constaté une perte d'acide carbonique, dans les eaux de Vichy transportées à Paris, laquelle égalait en général 10 pour 100 de la quantité totale. L'eau de la source des *Célestins,* seule, n'en avait subi qu'une perte insignifiante, tandis que celle de la source *Lucas* en avait perdu 18 pour 100 : tels ont été les deux extrêmes. En somme, malgré la perte éprouvée, il restait non seulement une quantité d'acide carbonique suffisante pour constituer à l'état de bicarbonates les bases alcalines et terreuses, mais encore de l'acide carbonique libre. Le professeur Frésenius s'est également assuré que l'eau d'Ems, expédiée au dehors en cruchons, renfermait encore 5,29498 grains d'acide carbonique libre, par livre d'eau, au lieu, il est vrai, de 10,69509 grains qu'on y trouve à la source même (1).

L'expérience suivante, dans laquelle les conditions d'altération de l'eau ont été poussées le plus loin possible, et ne sauraient se reproduire dans la pratique, donne une idée de la manière dont l'eau de Vichy peut s'altérer, mais aussi des limites dans lesquelles elle peut résister à la décomposition de ses principes.

Dix litres d'eau de la *Grande-Grille,* pris dans un dépôt d'eaux minérales à Paris, ont été versés dans de grandes capsules de porcelaine, placées, pendant quinze jours, dans une pièce inhabitée, dont la température a varié, pendant ce temps, entre 5 et 15°.

Cette eau avait perdu, au bout de ce temps, 53 pour 100 de son acide carbonique, perte à laquelle M. Bouquet attribue

_____

(1) Spengler, *Études balnéologiques sur les thermes d'Ems,* trad. de M. Kaula, 1855, p. 80.

à peu près exclusivement la formation du précipité insoluble qui fut recueilli. En effet, la presque totalité de la chaux et les trois quarts de la magnésie s'étaient séparés à l'état de carbonates neutres, et avec ces bases il s'était précipité un tiers de la silice. Une partie de la magnésie, une très-petite quantité de chaux, la totalité des alcalis et de l'acide chlorhydrique, enfin presque tout l'acide sulfurique étaient restés en dissolution; mais la proportion de l'acide carbonique dissous était descendue de 4 gr. 418 à 2 gr. 083, et cette proportion étant de beaucoup inférieure à celle qui est nécessaire pour constituer à l'état de bicarbonates les bases alcalines et terreuses restées en dissolution, par conséquent, une partie des alcalis, potasse et soude, se trouvait dans la liqueur à l'état de carbonates neutres (1).

Il est une autre altération qui provient, non plus du dégagement de l'acide carbonique, mais de l'action oxydante de l'atmosphère; elle est relative au protoxyde de fer et à l'acide arsénique qui l'accompagne, en général, d'une manière proportionnelle.

M. Bouquet s'est assuré que les eaux minérales ferrugineuses de Vichy perdent, aussitôt après leur émergence, une partie de leur protoxyde de fer et de leur acide arsénique. L'élimination de ces deux principes est déterminée par l'action oxydante de l'air; mais cette première action de l'oxygène atmosphérique étant épuisée, ces eaux semblent retenir, dans un état de dissolution beaucoup plus stable, la portion du principe ferrugineux qu'elles ont conservée. Les dosages comparés du protoxyde de fer, effectués sur ces eaux avant et après leur transport à Paris, établissent en outre, de la ma-

(1) Bouquet, *Étude chimique des eaux minérales et thermales de Vichy, Cusset, etc.*, 1854, p. 69.

nière la plus positive, que la quantité de ce protoxyde resté dissous par elles, même après un long voyage, n'est pas de beaucoup inférieure à celle qu'elles renferment à la source même (1).

En résumé, nous voyons que les eaux de Vichy sont soumises à deux causes d'altération : l'altération par oxydation et celle par perte d'acide carbonique.

La première, prise dans sa forme la plus simple, détermine la précipitation, à l'état d'arséniate hydraté tribasique de sesqui-oxyde de fer, d'une portion de l'arsenic et du principe ferrugineux. Sous l'influence de la seconde, ces eaux abandonnent de la silice, des carbonates neutres de chaux, de magnésie, de strontiane, de manganèse, peut-être de protoxyde de fer, et enfin des traces de sulfates et de phosphates (2).

Maintenant que nous savons à quel médicament nous avons affaire, esquissons rapidement les principales indications auxquelles l'eau de Vichy transportée peut satisfaire; nous parlerons ensuite du meilleur mode d'administration de ces eaux, du choix des sources, etc. C'est cette dernière partie qui est le principal objet de ce travail.

On peut vouloir, au moyen de l'eau de Vichy, agir spécialement sur les conditions locales de l'estomac, ou bien adresser ce médicament à quelque état organique distant et particulier, ou bien, enfin, constituer une médication générale ou diathésique.

On fait un fréquent usage des alcalins, dans ces gastralgies où l'on suppose qu'il s'opère dans l'estomac une sécrétion exagérée d'acides, mais qu'il nous semble plus exact de considérer, dans la plupart des cas au moins, comme un état d'exal-

(1) Bouquet, *loc. cit.*, p. 72.
(2) Bouquet, *loc. cit.*, p. 74.

tation nerveuse de l'estomac, tel, que les acides normaux n'y sont supportés que douloureusement ou sont rejetés au dehors. Cependant on ne peut nier qu'il n'y ait des cas où l'estomac se trouve le siége de réactions acides, à des époques éloignées des digestions, et, alors qu'il ne devrait s'y passer que des réactions alcalines.

Ces cas sont les seuls peut être où le bicarbonate de soude peut indifféremment suppléer à l'eau de Vichy, et souvent même lui être préféré. En effet, c'est une médication spécialement alcaline que l'on recherche alors, et les principes qui y sont étrangers ne peuvent précisément être supportés qu'avec peine par certains estomacs gastralgiques.

Mais dans les cas, sans nombre, où l'on a affaire, non plus à cet état particulier d'exaltation nerveuse de l'estomac, mais à ces dérangements de digestion que l'on range, d'une manière générale, sous la dénomination de dyspepsie, et en réalité dans tous les cas où le traitement thermal de Vichy pourrait être indiqué, nous n'hésitons pas à poser en règle que les eaux de Vichy transportées doivent être préférées au bicarbonate de soude, lequel ne saurait en aucune façon en tenir lieu. Il est clair en effet, et *à priori*, que l'on suppléera mieux au traitement thermal dont on ne fait point usage, par l'eau qui, bien qu'altérée, se rapproche encore à un haut degré de celle qui le constitue lui-même, que par une solution comprenant seulement une partie isolée de ses principes.

Si nous ne posons pas ici la réciproque, en disant que toutes les fois que l'eau minérale transportée aura été utilement employée, le traitement thermal se trouvera indiqué, c'est qu'il est des cas de peu de gravité où cette première médication suffit dans sa simplicité.

Nous ne passerons pas en revue tous les cas où l'usage de

l'eau de Vichy peut être utile. Ce serait reproduire la nomen-
clature-assez étendue des maladies que l'on traite à Vichy ;
ce qui n'offrirait aucun intérêt, s'il fallait se borner à une
simple énumération, et nous entraînerait beaucoup trop loin
si nous devions entrer dans les moindres détails à propos de
chacune d'entre elles.

Nous nous contenterons de rappeler que c'est surtout au
traitement des maladies du foie, de la gravelle ou du diabète,
que les eaux de Vichy transportées prennent une part importante. Beaucoup de médecins croient pouvoir prescrire
indifféremment l'eau de Vichy ou le bicarbonate de soude
dans la gravelle urique : c'est à tort, selon nous. Il est très-
vrai que le bicarbonate de soude a, sur le symptôme essentiel
de la maladie, l'apparition du sable rouge dans les urines,
une influence très-directe et très-marquée. Mais on ne fait par
là que la médecine du symptôme. Si l'on veut faire la médecine de la maladie, il faut autre chose. Il y a plus d'une manière d'attaquer la disposition, ou la diathèse qui préside à
cette formation de graviers uriques, par des moyens hygiéniques surtout. Quant aux médications proprement dites, le
traitementt hermal de Vichy offre l'une des plus efficaces, au
point de vue curatif, et l'eau de Vichy transportée, sans le
remplacer, s'en rapproche du moins beaucoup plus que la
simple solution de bicarbonate de soude.

Nous en pourrions dire autant du diabète, dans lequel,
non pas le bicarbonate de soude, mais l'eau de Vichy et en
particulier les sources ferrugineuses de Vichy sont, à juste
titre, devenues le complément ordinaire du traitement
diététique et hygiénique de cette maladie. Les eaux de Vichy,
dont la seule forme réellement efficace au point de vue de
la curation palliative du diabète, est la médication thermale
administrée de la manière la plus complète possible, ne sont

certainement pas le dernier mot de la thérapeutique dans le
diabète; mais elles constituent aujourd'hui la plus précieuse
ressource dont nous puissions disposer contre cette redou-
table maladie.

Quant à la goutte, si le traitement thermal de Vichy exerce
sur sa marche et ses manifestations une influence très-for-
melle, nous ne pensons pas que l'usage médicamenteux de
l'eau de Vichy transportée ait par lui-même une grande valeur dans le traitement de cette maladie. Ce n'est guère que
comme complément du traitement thermal que nous en conseillons l'usage.

Il est certain, du reste, que ce n'est pas seulement à Vichy
qu'on apprend à connaître les ressources qui se peuvent tirer
de l'eau de Vichy transportée, et les praticiens expérimentés
savent très-bien saisir les indications qui en réclament
l'usage, soit comme médicament passager, soit d'une manière continue. Ce que fort peu connaissent, c'est ce qui est
relatif à certaines conditions d'administration de l'eau de
Vichy transportée, au choix des sources surtout. Nous allons
donner quelques éclaircissements sur ce sujet.

Les noms des principales sources de Vichy, comme des
établissements thermaux les plus importants, sont assez
connus dans le public médical, et il n'y a guère de médecins
à qui les dénominations des sources de l'*Hôpital*, de la
Grande-Grille, des *Célestins*, ne soient plus ou moins familières. Les sources *Lardy* (de l'enclos des *Célestins*) et d'*Hauterive* ont une popularité plus récente et plus restreinte. Mais
on ne se fait pas en général une opinion très-juste de la
valeur relative de ces différentes sources.

L'idée dominante est celle qui attribue à chacune d'entre
elles des caractères de spécificité, et l'on ne manque guère
de conseiller d'avance aux malades que l'on envoie à Vichy

20

l'eau des *Célestins*, s'ils ont la goutte ou la gravelle, celle de
la *Grande-Grille*, s'ils ont une maladie de foie, etc., ignorant
que l'eau des *Célestins* peut être très-nuisible à des goutteux
ou à des graveleux qui se traiteront avec autant d'efficacité
à d'autres sources, que celle de la *Grande-Grille* peut être
entièrement contre-indiquée dans une maladie du foie, sans
aucun détriment pour le malade, qui se trouvera parfaitement alors de l'eau de l'*Hôpital*.

Le choix des différentes sources de Vichy est subordonné,
non pas précisément à la nature ou au siége de la maladie
que l'on vient traiter, mais aux conditions particulières de
l'appareil digestif qui reçoit la première impression du médicament, et aux conditions générales de l'organisme. C'est
dans ce sens que le mode d'administration des eaux de Vichy,
à Vichy même, offre une grande importance, à ce point que
non seulement la réussite, mais même la tolérance du traitement, en dépende souvent à peu près exclusivement. Nous
en pouvons citer quelques exemples.

Qu'un goutteux soit disposé aux étourdissements, ou aux
palpitations, à un degré qui ne suffit pas pour contre-indiquer absolument le traitement, il faudra qu'il se garde avec
le plus grand soin de l'eau des *Célestins,* et s'en tienne à
celle de la *Grande-Grille* ou de l'*Hôpital.* Si l'eau des *Célestins* est généralement préférable dans les affections des voies
urinaires, la disposition aux coliques néphrétiques, les douleurs rénales, l'irritabilité du col de la vessie la rendent
souvent impossible à supporter, et ne permettent de tolérer
que celle de l'*Hôpital.* Celle-ci remplacera également l'eau
de la *Grande-Grille*, ordinairement prescrite dans les calculs
biliaires, si les fonctions de l'estomac sont elles-mêmes altérées, si les coliques hépatiques sont imminentes. La source
de *Mesdames,* ou la source *Lardy,* sera préférée, quelle

que soit la maladie, lorsque les ferrugineux se trouveront indiqués.

En un mot, lorsqu'on a prescrit à un malade les eaux de Vichy, on n'a pas fait plus que si on a conseillé une médication narcotique, anti-spasmodique, altérante. Il reste encore à formuler le choix de la source ou du médicament, la dose, le mode d'administration, etc.

Mais lorsqu'il s'agit des eaux transportées, les principes qui doivent présider à leur administration sont tout autres. Une partie des différences qui existaient entre ces sources relativement à la température, à la proportion d'acide carbonique libre, se sont effacées. Ce qu'il faut surtout considérer, c'est le degré d'intégrité relative qu'elles sont susceptibles de conserver dans leur composition et dans leurs propriétés.

Nous avons eu de nombreuses occasions d'apprécier, par expérience, la valeur relative des différentes sources, et nous avons pu nous former sur ce point des opinions très-formelles. Il serait intéressant de rechercher jusqu'à quel point les résultats de l'analyse chimique viendraient à concorder avec ces données pratiques. Les expériences de M. Bouquet, les seules que nous connaissions sur ce sujet, ne nous fournissent que des renseignements assez incomplets. Il faudrait, pour être suffisamment édifié à cet endroit, faire une série d'expériences sur des échantillons de toutes les sources, recueillis à la même époque et dans des conditions sensiblement identiques, et même reproduire ces analyses à des époques successives, de manière à apprécier directement ce que le fait seul du temps, en supposant les circonstances extérieures les plus favorables possibles, peut apporter d'altération à ces eaux. M. Bouquet n'a dressé ce tableau comparatif que relativement à l'acide carbonique et au fer, ce dernier pour les sources qui seules méritent à Vichy le nom de ferrugineuses.

Il est vrai que l'intégrité de composition de ces eaux tenant principalement à la présence d'acide carbonique en quantité suffisante, cette dernière constatation peut jusqu'à un certain point servir de mesure pour le reste.

Voici, d'après le tableau dressé par M. Bouquet, l'ordre suivant lequel les principales sources dont il est ici question, perdent leur acide carbonique, en commençant par celles qui en perdent le moins : 1. *Lardy* (enclos des *Célestins*); 2. *Grande-Grille* et *Puits-Carré*; 3. *Hauterive*; 4. *Hôpital*; 5. *Source Lucas*.

Mais si nous considérons, non plus la proportion d'acide carbonique perdue par le transport, mais la quantité que chacune de ces eaux retient après ce transport, et qui est constituée autant par la proportion inhérente à chacune d'elles que par la quantité conservée, nous trouvons un ordre différent : 1. *Lardy*; 2. *Hauterive*; 3. *Célestins*; 4. *Grande-Grille, Puits-Carré*; 5. *Lucas*; 6. *Hôpital*.

Ce tableau est presque identique avec celui que nous eussions dressé, avant l'analyse de M. Bouquet, pour représenter le degré d'efficacité que nous attribuons aux eaux transportées, et l'usage que nous en faisons : 1. *Hauterive*; 2. *Célestins*; 3. *Lardy* (et source des *Dames*); 4. *Grande-Grille*.

Telles sont, suivant nous, les seules sources qu'il puisse être utile de prescrire. Nous ne voyons pas quelle pourrait être l'utilité spéciale de la source *Lucas*, laquelle du reste n'est presque jamais conseillée, et quant à l'eau de l'*Hôpital*, elle est encore beaucoup trop souvent prescrite à distance de Vichy, et nous croyons qu'on devrait entièrement renoncer à son usage dans de pareilles conditions. Il est possible que ce soit à la matière organique qu'elle renferme, en proportion beaucoup plus considérable que les autres sources, qu'elle doit d'être habituellement mal tolérée par l'estomac, et de présenter souvent une odeur d'hydrogène sulfuré fort désagréable. C'est de toutes les sources de Vichy celle qui perd le plus complétement sa propre sapidité, par le transport.

La source d'*Hauterive* nous paraît la plus propre à remplacer, à distance, l'eau de Vichy qui ne peut être prise sur place : sa sapidité remarquable et la facilité avec laquelle elle est supportée par l'estomac ne la recommandent pas moins que les excellents résultats thérapeutiques qu'elle fournit. Et comme nous avons dit que, loin de Vichy, les applications spéciales de ces différentes sources s'effaçaient, c'est la source d'*Hauterive* que nous prescrivons nous-même, dans l'immense majorité des cas, et de quelque maladie qu'il s'agisse.

Cependant, il arrive quelquefois, peut-être en raison même de sa meilleure conservation, que l'eau d'*Hauterive* se trouve un peu trop stimulante. Il convient alors de la remplacer par la *Grande-Grille*.

L'eau des *Célestins* est, après celle d'*Hauterive,* celle dont on doit attendre les meilleurs résultats; mais le débit de cette source est si peu considérable, que l'on n'en peut transporter qu'une minime proportion. L'exploitation en serait du reste entièrement supprimée au bénéfice de la source d'*Hauterive,* que nous n'y verrions aucun inconvénient.

C'est la source de la *Grande-Grille* qui, jusqu'à ces dernières années, a presque exclusivement fourni à l'usage des eaux de Vichy à domicile; c'était l'eau de Vichy banale. Le faible débit des *Célestins,* les moindres qualités de l'eau de l'*Hôpital* (transportée), ne permettaient guère d'avoir recours à d'autre eau qu'à celle de cette source célèbre, jusqu'à ce que celle d'*Hauterive* ait commencé à être connue, et nous n'avons rien négligé pour y contribuer nous-même. Nous avons même vivement engagé l'administration actuelle de Vichy à substituer l'eau d'*Hauterive* à celle de la *Grande-Grille*, pour les cas nombreux où l'eau de Vichy est demandée sans désignation de source. Nous avons cependant signalé plus haut quelques circonstances rares où la *Grande-Grille* doit être préférée à *Hauterive*.

Certaines sources de Vichy rendent de grands services à titre de ferrugineuses, et permettent de satisfaire, pendant le traitement thermal, à des indications d'une importance capitale. S'il est vrai qu'il convient de garantir les établissements thermaux, et Vichy en particulier, contre les abus du forage et contre la facilité dangereuse que l'on a de multiplier les sources minérales, il serait injuste de méconnaître que c'est à des puits artésiens que Vichy doit ce précieux complément aux richesses thérapeutiques qui lui appartiennent. Cependant les médecins de Vichy n'avaient pas jusqu'ici attribué une grande valeur à ces eaux ferrugineuses transportées. Les analyses de M. Bouquet viennent de réhabiliter ces dernières, en montrant qu'elles perdent leurs principes ferrugineux en moindre proportion qu'on ne le pensait.

Les deux sources de Vichy qui peuvent être usitées à titre de ferrugineuses, sont les sources *Lardy* et de *Mesdames*.

M. Bouquet trouve avant le transport :

Dans la source *Lardy*. . . . . 0,013 gr. de fer.
Dans la source de *Mesdames*. . . . 0,012

Après le transport :

Source de *Mesdames*. 0,011   perte. . . . 0,001
Source *Lardy*. 0,010   perte. . . . 0,003

La différence, bien que peu considérable, laisse cependant l'avantage à la source de *Mesdames*.

On prescrit le plus souvent l'eau de Vichy (transportée) aux repas. Ce n'est pas une mauvaise pratique, bien qu'elle soit appliquée d'une manière trop banale et sans raison déterminée. Les sécrétions gastriques, nécessaires à la digestion, sont favorisées par la présence de l'eau alcaline, et l'absorption de celle-ci ne s'en exerce qu'avec plus d'activité. Le mélange avec le vin, malgré les quelques décompositions qu'il détermine, et qui troublent la couleur de ce dernier, n'apportent aucune altération dans les propriétés de l'un ni de l'autre des liquides mélangés. Le tartrate acide de potasse (crême de tartre) du vin déplace avec effervescence l'acide carbonique de l'eau de Vichy, donne naissance à un tartrate double de potasse et de soude, et met le fer à nu. Nous nous sommes assuré nous-même que l'urine s'alcalise aussi rapidement par l'usage d'eau de Vichy coupée de vin, que d'eau de Vichy pure (1).

L'eau de Vichy transportée peut aussi se prendre à jeun, comme on le fait dans le traitement thermal, mais toujours à moindre dose. Quelques personnes ont l'habitude de la faire réchauffer, dans le but de la rapprocher des conditions où elle se trouve naturellement. Ceci n'aurait pas d'effet pour l'eau d'*Hauterive*, qui n'a que 16°. Mais, dans tous les cas, c'est une pratique que nous croyons devoir condamner, comme propre seulement à ajouter au degré d'altération que l'eau peut avoir déjà subie par les diverses circonstances auxquelles elle a pu être soumise. Si l'estomac ne pouvait

(1) *Des Eaux de Vichy sous les rapports clinique et thérapeutique*, 1851, in-8°, p. 230.

supporter le contact d'un liquide aussi froid, l'hiver surtout, il vaudrait mieux, au moment de la boire, y ajouter un peu d'eau chaude, c'est au moins ce que nous avons l'habitude de conseiller.

LETTRE XIX.

———◆———

DE LA PART QUE LES EAUX MINÉRALES PRENNENT A LA GUÉRISON DES MALADIES CHRONIQUES.

Qu'est-ce que les maladies chroniques? — Considérations pathogéniques. — Qu'est-ce que les eaux minérales? — Considérations chimiques et physiologiques. — Les eaux minérales n'agissent point à la manière de spécifiques.

Si nous avions à résoudre d'une manière complète le sujet que nous nous proposons de traiter dans ce mémoire, il nous faudrait entrer dans des développements considérables. L'étude complète des maladies chroniques aurait à y prendre place : les conditions qui président à leur développement, à leurs évolutions successives, à leurs terminaisons spontanées, devraient d'abord être parfaitement élucidées. Les eaux minérales elles-mêmes dans leurs nombreuses variétés, seraient l'objet d'une étude non moins approfondie. La connaissance de leurs éléments si complexes, l'appréciation de leurs divers modes d'administration, des conditions hygiéniques qui se rattachent à leur usage, ne devraient nous laisser aucune incertitude sur la part qui reviendrait à chacun de ces éléments de la médication.

Enfin, rapprochant ces différents ordres de faits, il faudrait pénétrer dans les questions de chimie ou de physiologie thérapeutique que soulève nécessairement la réaction mutuelle de ces agents médicamenteux complexes sur l'organisme malade, et de celui-ci sur les substances médicamenteuses qui s'y trouvent introduites. Toute la pathologie et toute la thérapeutique y passeraient au besoin.

On comprend, à l'étendue d'un pareil sujet et à la nature des problèmes qu'il soulève, que nous n'avons pas la prétention, non plus que la possibilité, de le résoudre. Mais il nous a semblé qu'il pouvait être utile de poser, dans une esquisse rapide, quelques-unes des principales questions qui s'y rattachent, dans le sens que nos propres observations et l'état de la science nous permettent de leur accorder. Il est bon de résumer parfois de ces vastes questions que l'œil saisit mieux, enfermées dans un cadre étroit et condensées dans une courte analyse, que lorsqu'elles occupent les plans successifs où les distribuent les sujets nombreux et variés dont elles se composent.

Pour cette simple étude, comme pour le traité dont nous venons d'exposer les principaux éléments, le plan doit être le même.

Qu'est-ce que les maladies chroniques? Qu'est-ce que la médication thermale? Que doit-il résulter de l'application d'une telle médication à de telles maladies? Telles seront les trois divisions naturelles de ce travail.

On lit dans tous les traités de pathologie, qu'un des modes de terminaison des maladies aigües, c'est le passage de celles-ci à l'état chronique. Ce serait se faire une fausse idée des choses que de considérer cette proposition comme exprimant un fait général au point de vue de la pathogénie des maladies chroniques.

Les maladies chroniques naissent presque toujours chroniques d'emblée. Ce n'est que dans le plus petit nombre des cas qu'elles succèdent à des maladies aiguës prolongées ou incomplétement guéries. Et lorsqu'on cherche à pénétrer dans leur pathogénie et à reconnaître les causes de leur développement, on s'aperçoit ordinairement qu'il n'y a qu'un rapport très-éloigné entre ces causes et leur mode d'action d'une part, et d'une autre part le siége ou la nature de la maladie elle-même. Dans beaucoup de circonstances même, le rapport qui peut unir ces causes à l'apparition du mal devient fort difficile à saisir, ou même on demeure dans l'impossibilité d'assigner des causes à la maladie; celle-ci semble s'être développée spontanément, *proprio motu*.

Cela vient de ce que les maladies chroniques puisent toujours leur origine dans des conditions générales de l'organisme, plus ou moins appréciables à nos sens, et dépendant, non plus, comme dans les maladies aiguës, d'accidents saisissables, dont tel organe ou telle fonction a reçu manifestement l'atteinte, mais de changements profonds, lentement développés, dans l'harmonie indispensable à la marche régulière et normale de la vie dont notre organisme est la manifestation, de changements dont les causes déterminantes, multiples et éloignées, demeurent le plus souvent inaperçues.

Parmi ces changements, il en est qui constituent des diathèses, c'est-à-dire des états nettement définis, non pas sans doute dans leur essence, mais dans leurs caractères et dans leurs résultats, si bien qu'une fois les premiers reconnus, les seconds peuvent en être certainement déduits et annoncés d'avance.

Il y a ensuite les constitutions qui sont aux diathèses ce que les constitutions médicales sont aux épidémies. Moins puissantes comme causes et moins assurées dans leurs effets, elles impriment une direction particulière aux dérangements de la santé, comme elles indiquent une marche spéciale à la thérapeutique; mais sans offrir, comme les diathèses, cette sorte de nécessité aux conséquences qu'elles déterminent, ne créant qu'une simple prédisposition, et pouvant demeurer étrangères aux phénomènes qui se développent à côté sans en subir aucunement l'empreinte.

Mais il arrive souvent que les maladies chroniques apparaissent sans que leur origine puisse se rattacher à l'existence d'une diathèse ou d'une constitution dominante. Cependant il faut bien admettre qu'elles ont trouvé dans l'économie des conditions analogues pour se développer.

S'il est impossible d'arriver à une définition complète et satisfaisante de la vie, de l'organisme, de la santé, de la maladie, cependant il nous est permis de nous faire une idée de ces grands phénomènes et de formuler la notion plus ou moins abstraite que nous en possédons, d'une manière conforme à cette idée générale.

Ainsi cette multiplicité de réactions chimiques, de mouvements vitaux, d'actions physiques, qui se succèdent sans interruption chez les êtres organisés, ne nous donne-t-elle pas l'idée que le maintien de la santé consiste essentiellement dans un équilibre parfait entre ces phénomènes sans nombre, de manière qu'une mesure exacte et une proportion harmonieuse préside incessamment à leurs échanges et à leur succession? L'histoire physiologique et pathologique de la circulation, des sécrétions, du système nerveux lui-même ne nous montre-t-elle pas qu'une interruption mécanique, qu'une exagération ou un ralentissement partiel, qu'un excès d'activité ou d'inertie, entraînent aussitôt des phénomènes inverses et tellement certains, qu'ils président à une foule de résultats thérapeutiques ou hygiéniques, susceptibles d'être annoncés d'avance et souvent prévus d'une manière presque mathématique? Et tout cela n'est-il pas d'accord avec cette même idée, que l'intégrité et la régularité des phénomènes chimiques, physiques et vitaux dont se compose l'organisation au point de vue le moins abstrait, c'est-à-dire le plus saisissable possible, ne sont autre chose qu'une affaire d'équilibre et de proportion?

Or, il est facile de comprendre combien ces lois d'équilibre et d'harmonie doivent être fréquemment offensées dans les conditions où placent chacun de nous les transmissions héréditaires, les accidents de la vie, le milieu artificiel où nous demeurons, les irrégularités sans nombre de notre existence, la distance enfin qui nous sépare de l'idéal que nous pouvons nous faire de l'être organisé, primitivement créé. Dans ce dédale de l'organisme, si la physionomie connue de la diathèse ou de la constitution nous révèle parfois quelque chose de la direction vicieuse où l'état physiologique perverti s'est laissé entraîner, le plus souvent nous ignorons dans quel sens ont dévié sourdement ces phénomènes qui constituent, non pas la vie, mais l'être vivant.

Et de même que nous voyons, pour les maladies aiguës, à la suite d'un refoulement soudain des fluides en circulation, d'un ébranlement du système nerveux, d'une sécrétion subitement tarie, tel ou tel organe affecté sous telle ou telle forme pathologique, sans que nous puissions saisir, le plus souvent, la raison qui a localisé la maladie vers tel organe ou dans tel sens morbide, de même sous l'influence de phénomènes analogues, mais profonds, successifs et insaisissa-

21

bles dans leur évolution, nous voyons tel ou tel appareil d'organes, tel ou tel ordre de fonctions s'altérer lentement, peu à peu, sous une forme ou sous une autre, et sans que la filiation existant entre ces manifestations morbides et les modifications physiologiques qui les ont amenées nous soit révélée.

Les maladies chroniques considérées au point de vue où nous nous plaçons, ne sont donc autre chose, dans le plus grand nombre des cas au moins, que la manifestation, que le symptôme d'un état morbide général de l'économie. S'il faut bien, car on est toujours obligé de donner une forme même aux abstractions que l'esprit conçoit le mieux, s'il faut bien, pour que la nomenclature, c'est-à-dire la noso-logie, nous soit intelligible, les désigner du nom du phéno-mène dominant ou de l'organe directement affecté, il faut savoir que le nom donné par la nomenclature, que la place assignée par la nosologie est dans le plus grand nombre des cas un artifice nécessaire pour nous servir de point de re-père, mais qui ne rend qu'une partie souvent secondaire de ce qu'il doit exprimer.

Mais si c'est en vertu d'un changement subi dans la pro-portion et l'harmonie des éléments dont se compose notre organisation, que se développent la plupart des maladies chroniques, celles-ci, à mesure qu'elles se constituent, qu'elles s'emparent d'un appareil d'organes ou d'un ensemble de fonctions, viennent ajouter une cause nouvelle de trouble et d'altération à celle qui leur préexistait à l'état latent. On sait le retentissement qu'exerce sur le reste de l'éco-nomie la persistance d'une maladie de l'utérus, de la ves-sie, d'une affection dyspeptique. La part est souvent facile à saisir de ce qui revient à la cause morbide initiale et de ce qui appartient à la maladie déterminée qui en est résultée.

La thérapeutique en fait son profit et y puise des sources d'indications distinctes.

Ainsi, lorsque l'on veut analyser le problème pathologique constitué par une maladie chronique, pour en comprendre la pathogénie ou pour en instituer la thérapeutique, on doit ouvrir un œil sur les phénomènes morbides déterminés qui caractérisent la maladie et auxquels celle-ci emprunte les signes physiques et les symptômes qui lui appartiennent, et l'autre œil sur l'ensemble de l'économie dont il faut s'efforcer de pénétrer la manière d'être, si l'on ne veut pas être dominé par la maladie et se traîner péniblement à sa suite, comme il arrive si souvent dans ces sortes de traitement.

Qu'arrive-t-il, en effet, dans le traitement de la plupart des maladies chroniques, lorsque, imbus des idées localisatrices, ou bien, moins par conviction doctrinale que par cette espèce de paresse d'esprit qui nous arrête si souvent à la superficie des faits, à l'écorce des phénomènes, qu'arrive-t-il, lorsque ayant affaire à une maladie de l'estomac, du foie, de la matrice, docile envers la nomenclature, nous nous contentons de faire la médecine de l'estomac, du foie, de la matrice? Il en résulte ces maladies qui s'éternisent, jusqu'à ce que forcément clairvoyants, nous finissions par distinguer enfin les caractères toujours croissants de l'affection générale, ou bien jusqu'à ce que, altéré jusqu'aux sources de la vie, l'organisme ait atteint cette limite au-delà de laquelle le retour à la santé est devenu impossible.

Telle est l'histoire de la plupart des maladies chroniques : il ne faut pas s'en étonner. Les idées que je viens d'exposer et que je n'ai pas inventées, et qui sont familières à certains esprits, suffisamment instruits à cet égard par leur éducation médicale, par l'expérience et par une observation intelligente, quelle place tiennent-elles dans la plupart de nos livres classiques?

Et lorsque ce grand nombre de praticiens qui, par défaut d'expérience personnelle ou de réflexion éclairée, se laissent aller à la routine enseignée, et ne cherchent pas à dépasser la lettre qui leur est offerte, vont chercher conseil dans ces livres, contre tant d'affections désespérantes par leur longueur et leur résistance, qu'y trouvent-ils? Les préceptes de la médecine localisée, qui enseigne à traiter les maladies de l'estomac par l'estomac, de l'utérus par l'utérus.

Ceci nous amène naturellement à jeter un coup d'œil sur la médication thermale, cette ressource si puissante et si précieuse dans le traitement des maladies chroniques.

Les eaux minérales nous offrent des agents thérapeutiques composés d'éléments nombreux et fort complexes, dont les uns y existent en très-faible proportion, ne se laissant déceler que par une analyse très-subtile, fort actifs en général, comme l'iode, l'arsenic, la baryte, la strontiane; dont les autres, en proportion moyenne, se rencontrent d'une manière banale, en quelque sorte, dans la plupart de ces eaux; dont quelques-uns enfin dominent, de manière à assigner à chacune d'elles des caractères et un rang particulier. Ce sont tantôt des sels de chaux, de magnésie; tantôt des sels de soude, ou de fer, ou de l'hydrogène sulfuré; ce sont tantôt des muriates, tantôt des carbonates. Cependant le classement des eaux minérales ne suppose pas toujours que les éléments qui lui servent de base y existent en proportion considérable.

Ainsi il suffit qu'une eau minérale dégage un peu d'hydrogène sulfuré ou décèle un peu de fer, pour qu'elle se trouve rangée parmi les eaux sulfureuses ou parmi les eaux ferrugineuses. Enfin il faut ajouter à cela une matière organique dont le rôle est entièrement inconnu, une température propre variable dans des limites très-étendues, et considérer encore qu'il est des eaux dites minérales, auxquelles s'attribuent des propriétés notoirement thérapeutiques, et qui paraissent à peine plus chargées en principes minéralisateurs, que certaines eaux rangées parmi les eaux douces ou potables.

Si maintenant nous envisageons au point de vue thérapeutique les principaux éléments qui fournissent aux eaux minérales leurs caractères les plus saillans, nous trouvons que la plupart sont en rapport avec des états diathésiques ou constitutionnels déterminés, et que les eaux sulfureuses ont rapport à la diathèse herpétique, les eaux chlorurées à la diathèse scrofuleuse, les eaux alcalines à la diathèse goutteuse ou glucosurique, les eaux ferrugineuses à la chlorose, ce qui ne veut pas dire que ces eaux n'agissent que par le soufre, le chlorure de sodium, le bicarbonate de soude, le fer, car elles ont précisément pour effet de suppléer à ce que ces médicaments ont d'insuffisant ou d'incomplet.

Si nous poussons plus loin nos investigations, nous trouvons, à côté de ces diathèses, d'autres diathèses dont le rapport avec la médication semble se déduire moins directement de la composition des eaux : ainsi, pour les eaux sulfureuses, à côté de la diathèse herpétique, nous trouvons la diathèse syphilitique; pour les eaux salines et chlorurées, les rhumatismes à côté des scrofules; pour les eaux alcalines, vis-à-vis la diathèse goutteuse et la diathèse urique, des conditions diamétralement opposées, la cachexie paludéenne et la cachexie dyspeptique. En poursuivant cette analyse, nous trouverons encore que les rhumatismes et les affections catarrhales s'accommodent des eaux sulfureuses presque aussi bien que les dartres et la syphilis; que les eaux salines offrent presque autant de ressources dans les paralysies que dans le rhumatisme et les scrofules; que les eaux alcalines ne sont pas seulement propres à modifier la diathèse urique et la cachexie paludéenne, mais qu'elles peuvent s'appliquer aux affections catarrhales, tout aussi bien que les eaux sulfureuses.

Si nous allions plus avant encore, nous verrions que, outre ces conditions générales qu'elles attirent, chacune de ces eaux minérales traite, sans sortir du cercle des applications légitimes, un grand nombre d'affections variées. Ainsi à Vichy non seulement la goutte, mais la gravelle, le diabète, la dyspepsie, l'engorgement du foie, les coliques hépatiques, les tumeurs mésentériques, les maladies de l'utérus, etc. Bordeu traitait aux Eaux-Bonnes non seulement de vieilles plaies et des rhumatismes, mais des maladies des os, des scrofules, des gastralgies, etc.

D'un autre côté, ces mêmes maladies trouvent dans les eaux les plus différentes des applications utiles : ainsi le catarrhe pulmonaire et la laryngite chronique aux Eaux-Bonnes ou à Cauterets, à Ems, au Mont-Dore; il en est de même du catarrhe vésical, des engorgements du foie, de la dyspepsie, des maladies de matrice, du rhumatisme, etc.

Il semble, au premier abord, que ce soit là un grand désordre. Mais le désordre ne saurait être dans les faits eux-mêmes; il est dans nos appréciations.

Au fond cependant, il n'y a rien là qui dût étonner, ni être reproché, comme on l'a fait souvent, à la médication thermale, que l'on a accusée pour cela de banalité ou d'inactivité. Les choses ne semblent pas se passer autrement dans le reste du champ de la thérapeutique. Il est des médecins expérimentés qui arrivent à ne plus faire la médecine qu'avec un petit nombre de formules. Ils en multiplient alors singulièrement les applications, car si, prenant un tableau nosologique, vous multipliez les diverses formes pathologiques par les organes ou les systèmes qu'elles peuvent affecter, pour avoir le nombre des maladies, vous arriverez à un chiffre très-élevé.

D'un autre côté, la proportion des états diathésiques ou constitutionnels qui peuvent nous servir de guides généraux dans le choix de la médication, n'est pas par elle-même très-considérable. Il n'est guère de maladie qui ne relève des eaux sulfureuses, si elle paraît se lier à des antécédents herpétiques. Mais aussi une maladie de peau se guérit très-bien à Vichy, si elle est dans la dépendance d'un trouble des fonctions digestives, et surtout de l'appareil hépatique.

Il faut encore considérer ce qui suit : c'est que les différentes eaux minérales présentent, en dehors de leur composition chimique, un nombre assez notable de conditions qui leur sont communes, ou bien qui peuvent servir encore à en différencier l'usage.

Nous rangerons en tête les conditions hygiéniques, cette part importante de la médication thermale. Auprès de toutes les stations thermales, on trouve le déplacement, la campagne, l'éloignement du milieu habituel, des affaires ou des travaux; on sait ce que tout cela vaut dans un grand nombre de maladies chroniques. Mais ici même, des circonstances particulières peuvent créer des indications différentes : le choix d'un pays de montagnes ou d'un pays de plaines, d'un air vif ou paisible, d'un climat chaud ou tempéré, la recherche des sites remarquables ou d'un long voyage.

Le mode habituel d'administration des eaux minérales offre des conditions communes : bains quotidiens, boissons aqueuses et abondantes. Mais quelles différences ne doivent pas résulter du degré de thermalité de ces eaux, de température et de durée des bains, de la possibilité de prendre des bains de piscine, de tout ce que les douches avec leurs combinaisons variées peuvent ajouter ou retrancher au traitement !

C'est tout ceci qui fait que le cercle des applications d'une eau minérale peut s'étendre ou se rétrécir, suivant la population dont il s'agit, et que ses applications, restreintes pour les populations éloignées pour qui le choix est illimité, se multiplieront au contraire pour les populations environnantes, qui seront obligées d'aller au plus près. Et je ne craindrai pas d'ajouter, pourvu toutefois qu'on veuille bien me comprendre et ne pas dépasser la limite de ce que j'exprime, que cet ordre de conditions tirées des circonstances hygiéniques et des modes d'administration indépendamment de la nature même des eaux, fournit à lui seul une source d'indications presque aussi nombreuses que celles tirées de la nature de ces mêmes eaux. Une telle proposition n'est nullement contradictoire avec la foi la plus entière dans la puissance thérapeutique des eaux minérales.

Si elle n'est pas comprise, c'est par ceux qui, étrangers aux conditions de topographie des stations thermales et aux détails nombreux que comporte le mode d'administration des eaux, ignorent le parti qu'il est permis de tirer de pareilles circonstances.

Ensuite, c'est qu'on ne réfléchit pas assez qu'on peut faire la médecine thermale avec un nombre fort restreint d'eaux minérales. L'aspect de ces sources sans nombre qui jaillissent en France et à l'étranger fait prendre le change, et l'on se figure aisément que c'est là toute une matière médicale dont chaque produit aurait une égale importance.

Sans doute cette multiplicité est une véritable richesse, en ce sens qu'elle permet un choix sans limites, et de satis-

faire à toutes les convenances, ce mot pris dans son sens le
plus sérieux et le plus médical. Mais il en est d'une série
d'eaux minérales, qu'on le sache bien, comme des articles
d'un formulaire. Combien de ces derniers pourraient être
rayés, sans dommage pour l'intérêt des malades et pour
l'agrément des médecins ! La plupart ne sont en quelque
sorte qu'une affaire de luxe et de fantaisie.

Tout ceci, en rejetant bien loin de nous les idées de spécificité que l'on a cherché à attribuer aux différentes eaux
minérales, en vertu de leur composition spéciale, n'est pas
de nature à en déprécier la valeur. Ne se relèveront-elles
pas dans vos esprits, au contraire, si vous en déduisez que,
ne formant qu'une grande famille, elles appartiennent toutes
à une même médication, qu'elles compléteraient seulement
par leur rapprochement et par leurs différences? Oui, nous le
répétons, la médecine thermale est une, et dans des mains
habiles, ses divers agents peuvent, comme font les médicaments d'un même ordre, se suppléer dans des limites étendues.

Sans doute bien des points de vue peuvent être saisis
dans cette étude de concentration,.si je puis ainsi parler, de
la médecine thermale. Ce qui caractérise au fond cette médecine, c'est l'introduction dans l'économie et dans la profondeur intime de nos tissus, de substances particulières
qui, n'agissant que d'une manière secondaire sur tel ou tel
appareil d'organes et de fonctions, semblent modifier tous
les points de l'économie par une action d'ensemble et analogue, non identique, il est vrai, dans tous les cas. On pourrait peut-être distinguer ici parmi ces principes introduits,
ceux qui appartiennent déjà normalement à l'économie,
comme le sel marin, le bicarbonate de soude, le fer, d'avec
ceux qui lui sont étrangers. Mais je crains que ce point de

vue ne soit un de ceux qui ont le plus fait dévier de la véritable interprétation des faits. C'est lui du moins qui a inspiré les opinions les plus hasardées sous le rapport de la
chimie et de la physiologie.

Il faut bien reconnaître, en effet, que la plupart des eaux
minérales le plus activement médicamenteuses n'entraînent,
que sur une échelle très-restreinte, d'effets physiologiques
déterminés et possibles à prévoir d'avance; ceci est tout à
fait remarquable, surtout lorsqu'il s'agit d'une eau chargée
de principes minéralisateurs aussi considérables que l'eau de
Vichy, par exemple; il n'y a guère d'exception à cela que
pour les eaux purgatives et pour certaines eaux qui impriment aux fonctions de la peau une activité toute particulière. Mais encore cela ne constitue qu'une partie de leurs
propriétés et n'est recherché que dans quelques circonstances, ou obtenu à volonté par un mode particulier d'administration. Mais consultez les recherches le plus soigneusement faites par quelques médecins attentifs au sujet de
l'action physiologique des eaux minérales sur l'homme bien
portant, vous retrouverez presque partout les mêmes observations, et vous reconnaîtrez que la plupart des phénomènes
signalés sont dus à l'action des bains, à l'introduction de
boissons abondantes, à la thermalité des eaux, et enfin à
des propriétés stimulantes qui, à des degrés divers, appartiennent à toutes les eaux minérales, et bien que fort importantes à considérer, ne constituent pourtant qu'une des
conditions, et des plus superficielles peut-être, de leur efficacité.

Et d'ailleurs, pour apprécier à leur juste valeur les données fournies par ces sortes d'expériences et se garder d'en
exagérer la signification, il faut se rappeler que les effets
physiologiques exercés par les médicaments se composent
de deux termes : l'action médicamenteuse elle-même, et les

conditions de l'organisme qui la reçoit ; de sorte qu'il convient de n'accepter qu'avec toutes réserves les déductions tirées de l'action exercée sur un organisme sain, au sujet de celle qui s'exercerait sur un organisme malade, et ne pas oublier que cette dernière doit varier elle-même suivant qu'elle vient à rencontrer telles ou telles conditions morbides.

Il y a au fond de tout cela quelque chose de plus, quelque chose qui se passe dans la profondeur de nos tissus, là où s'accomplissent les phénomènes de la nutrition et de l'assimilation. Quand nous avons constaté les effets de la médication sur la surface de nos organes, de la peau, des muqueuses, nous n'avons en vérité conçu que la superficie des choses.

Que se passe-t-il donc dans cette phase intime de leur action ? Nous ne le savons. C'est à cela probablement que se rapporte l'idée mystérieuse que l'on attachait autrefois à l'action des eaux minérales. Ce mystère sans doute n'est autre chose que de la chimie; mais cette chimie nous échappe encore dans ses procédés, dans ses combinaisons. Ce que M. Gerdy proclamait récemment à l'Académie, de notre ignorance au sujet de ce que fait le sang, de tout ce qui s'y introduit par l'intermédiaire des aliments, des condiments des poisons, des médicaments, est à plus forte raison applicable à ce qui se passe par de là le sang, ou si vous voulez le système circulatoire, dans ce laboratoire vital qui s'est joué jusqu'ici de nos réactifs et de nos moyens d'analyse. Et ce que nous opérons sous nos propres yeux, à l'aide des carbonates, des sulfates, des phosphates, à l'aide des bases qui s'y unissent, de la soude, de la chaux, du fer, nous n'avons pas le droit de le reporter par la pensée sur ce sol inconnu où des combinaisons, des substitutions, des transformations nouvelles s'accomplissent incessamment sans notre participation.

Si nous parvenons à Vichy, avec ces eaux franchement alcalines, à modifier la diathèse urique, la diathèse goutteuse, la diathèse glucosurique, et cela sans doute par une action intime sur les phénomènes d'assimilation, nous l'obtenons également dans des conditions opposées, la cachexie paludéenne, la cachexie dysentérique, la cachexie dyspeptique. Et ce n'est pas là le seul démenti que reçoivent les applications superficielles de la chimie de laboratoire. Ce que nous obtenons des eaux alcalines de Vichy dans la goutte, le diabète, la gravelle, on l'obtient encore par des eaux toutes différentes, par des eaux chlorurées, par des eaux sulfureuses. On l'obtient moins bien sans doute, je dirais moins radicalement, si une telle expression n'était pas un contre-sens, appliquée à ces sortes de médications, mais on l'obtient encore. C'est là du reste ce qui constitue précisément la spécialité d'action des eaux de Vichy.

Que dis-je? on l'obtient sans médication aucune. Transportez ces goutteux, ces graveleux, ces diabétiques, dans des conditions hygiéniques opposées à celles où ils ont vécu jusque-là, d'un climat froid et humide sous une zône brûlante, d'une ville encaissée au sommet des montagnes, de l'inaction aux travaux des champs, vous pourrez obtenir des résultats analogues. Chacun sait combien de fois le fer, cet agent précieux, ce spécifique apparent de la chlorose, cède le pas à de tels changements hygiéniques, à de simples conditions morales.

Presque tous les effets que nous retirons des eaux minérales, l'hydrothérapie pourra nous les fournir, non pas sans doute dans les mêmes conditions individuelles, c'est là que se montre la spécialité des médications, mais dans les mêmes maladies, nosologiquement parlant.

Mais il faut conclure, et rapprocher ces maladies chroniques, dont nous avons essayé plus haut d'esquisser la physionomie générale, de cette médication que nous nous sommes efforcé, non de définir, mais d'expliquer dans la limite de nos connaissances.

Ici se présente un nouvel ordre d'idées, immense comme tous les problèmes que nous avons indiqués, mais qu'il me suffira de signaler à des esprits consentants. Je veux parler de la tendance médicatrice de la nature.

Puissante, énergique, manifeste dans les maladies aiguës, où tout concorde à nous la traduire, où elle suffit si souvent, surtout sous les yeux du médecin habile et clairvoyant, à guérir, elle sommeille dans les maladies chroniques, et son sommeil même est la raison d'être de la plupart de ces maladies et de leur longue durée. Mais c'est à son réveil, spontané encore, qu'est due cette croyance populaire, dangereuse souvent, mais vraie au fond, que les maladies chroniques s'usent avec le temps.

C'est son réveil, sollicité cette fois, qui fait ces guérisons merveilleuses en apparence par les émotions de douleur ou de joie, par la foi religieuse, ou, contraste tout humain, par la foi en n'importe quel mensonge. Est-ce autrement qu'agissent ces influences hygiéniques, comme ces influences psychologiques, qu'à plusieurs reprises nous avons à dessein rapprochées, dans cette étude, des moyens artificiels dont la médecine nous apprend à nous servir?

C'est dans le même sens sans doute qu'agissent encore les eaux minérales. Telle était l'idée dominante de Bordeu, lorsque ce célèbre médecin voulait que la maladie prît un caractère d'acuité, sous l'influence du traitement thermal, pour que son habitude enrayée fît place au retour des conditions normales. Cette réaction qu'il invoquait est en effet un des moyens efficaces que le traitement thermal met à notre disposition, et que nous pouvons quelquefois développer à notre gré. Mais ce n'est pas tout sans doute; et du moins les manifestations en sont si souvent imperceptibles à nos yeux, que nous ne pouvons nous refuser à admettre une action d'une autre nature, en rapport, comme nous le disions tout à l'heure, avec les phénomènes intimes d'échange et d'assimilation, qui se passent au sein de nos tissus.

La conclusion de ces considérations, c'est qu'il faut envisager les eaux minérales moins comme des agents de guérison directs des maladies que nous leur soumettons, que comme un moyen adjuvant, qui, par les changements intimes qu'il provoque dans la marche de l'organisme, redonne aux lois physiologiques entravées leur empire, rend à la nature médicatrice les propriétés qu'elle avait perdues, retourne en quelque sorte l'organisme du sens de la maladie vers le sens de la santé : médication plus précieuse que ne le pensent beaucoup de ses détracteurs, car elle est propre par excellence à cet objet devant lequel le reste de la thérapeutique demeure si souvent désarmé; moins puissante que ne le croient une partie de ses fauteurs, parce qu'elle ne jouit pas de ces propriétés spécifiques qui établissent, entre un état morbide et un effet médicamenteux, une relation directe et en quelque sorte immédiate.

C'est là ce qui fait que les résultats de la médication thermale sont si souvent consécutifs, c'est-à-dire ne commencent quelquefois et n'achèvent presque jamais de se manifester qu'un temps plus ou moins long après qu'elle est accomplie. C'est pour cela encore que, en sortant d'habitudes entretenues par la routine plus que par la réflexion, on obtient des effets si prononcés de la combinaison de médications opportunes avec la médication thermale. Voilà des points pratiques d'une haute importance pour le pronostic comme pour la thérapeutique thermale. Nous ne pouvions que les indiquer.

Nous ne pousserons pas plus avant cette étude, que nous avons dû réduire aux proportions d'une esquisse, malgré la difficulté qu'on rencontre à chaque pas lorsqu'on tente de resserrer des problèmes aussi considérables dans un cadre aussi restreint.

Le danger de ces sortes d'expositions, sur le terrain des faits généraux, c'est qu'à chaque pas on trébuche dans une exception, dans un fait contradictoire, dans une objection spécieuse, dans un scrupule d'observation. Le grand art est d'accorder à chacun de ces écueils la part d'attention qu'il faut, et de n'en poursuivre pas moins sa route vers la lumière, là où on l'a entrevue. Est-ce donc que ce dire populaire, qu'il n'y a point de vérité absolue se trouverait justement applicable aux grands faits que nous invoquons? Non, la vérité est absolue; mais ce qui ne l'est pas, ce sont nos jugements.

La vérité est simple et une, les faits sont multiples et complexes. Les faits ressemblent à ces cristaux dont les facettes nombreuses, incrustées par la gangue, ne laissent à découvert que çà et là la transparence et la pureté du prisme. Tant mieux s'ils sont tournés vers nous par leur bon côté. Mais si nous n'apercevons qu'une de leurs faces amorphes et terreuses, nous nous faisons toutes sortes de fausses idées sur leur forme et sur leur nature.

TABLEAU comprenant les quantités des divers composés eaux minérales du salins, hypothétiquement attribués à 1 litre de chacune des bassin de Vichy (1).

DÉSIGNATION DES LOCALITÉS — Dénomination DES SOURCES	VICHY						VICHY			VAISSE	HAUTE-RIVE	SAINT-YORRE	ROUTE de CUSSET	CUSSET		
	GRANDE-GRILLE	PUITS CHOMEL	PUITS CARRÉ	LUCAS	HÔPITAL	CÉLESTINS	NOUVELLE SOURCE DES CÉLESTINS	PUITS BROSSON	PUITS DE L'ENCLOS DES CÉLESTINS	PUITS de VAISSE	PUITS D'HAUTERIVE	SOURCE DE SAINT-YORRE	PUITS DE MINÉRALES	PUITS DE L'HAUTERIVE	PUITS DE SAINTE-MARIE	PUITS ÉLISABETH
Acide carbonique libre	0,906	0,768	0,876	1,751	1,067	1,040	1,299	1,555	1,750	1,968	2,183	1,333	1,906	1,405	1,542	1,770
Bicarbonate de soude	4,883	5,091	4,893	5,004	5,029	5,103	4,101	4,857	4,910	3,537	4,687	4,851	4,016	5,130	4,733	4,837
» de potasse	0,352	0,371	0,378	0,282	0,440	0,315	0,231	0,292	0,527	0,222	0,189	0,253	0,189	0,274	0,362	0,253
» de magnésie	0,303	0,238	0,335	0,275	0,200	0,328	0,554	0,213	0,238	0,382	0,501	0,475	0,425	0,532	0,463	0,460
» de strontiane	0,005	0,003	0,003	0,005	0,005	0,005	0,005	0,005	0,005	0,005	0,003	0,005	0,005	0,005	0,003	0,003
» de chaux	0,434	0,427	0,421	0,345	0,570	0,462	0,699	0,614	0,710	0,601	0,432	0,514	0,504	0,725	0,692	0,707
» de protoxyde de fer	0,004	0,004	0,004	0,004	0,004	0,004	0,044	0,004	0,028	0,004	0,017	0,010	0,028	0,040	0,053	0,022
» de protoxyde de manganèse	traces.	traces.	traces.	traces.	traces.	traces.	traces.	traces.	traces.	traces.	traces.	traces.	traces.	traces.	traces.	traces.
Sulfate de soude	0,291	0,291	0,291	0,291	0,291	0,291	0,314	0,314	0,314	0,343	0,291	0,271	0,250	0,291	0,340	0,340
Phosphate de soude	0,130	0,070	0,028	0,070	0,046	0,091	traces.	0,140	0,081	0,162	0,046	traces.	traces.	traces.	traces.	traces.
Arséniate de soude	0,002	0,002	0,002	0,002	0,002	0,002	0,003	0,002	0,003	0,002	0,003	0,002	0,003	0,003	0,003	0,003
Borate de soude	traces.	traces.	traces.	traces.	traces.	traces.	traces.	traces.	traces.	traces.	traces.	traces.	traces.	traces.	traces.	traces.
Chlorure de sodium	0,534	0,534	0,534	0,518	0,518	0,534	0,530	0,550	0,534	0,508	0,534	0,519	0,385	0,534	0,453	0,468
Silice	0,070	0,070	0,068	0,050	0,050	0,060	0,065	0,055	0,065	0,041	0,071	0,052	0,032	0,032	0,025	0,034
Matière organique bitumineuse	traces.	traces.	traces.	traces.	traces.	traces.	traces.	traces.	traces.	traces.	traces.	traces.	traces.	traces.	traces.	traces.
Totaux	7,914	7,959	7,533	8,797	8,222	9,244	7,365	8,601	9,165	7,755	8,956	8,296	7,811	8,971	8,669	8,897

(1) Ces tableaux sont empruntés au remarquable travail que M. Bouquet a adressé à l'Académie des sciences, sur la *composition chimique des eaux de Vichy.*

TABLEAU comprenant les proportions des divers principes, minérales du   acides et basiques, contenues dans 1 litre de chacune des eaux bassin de **Vichy**.

DÉSIGNATION DES LOCALITÉS.	VICHY.					
Dénomination DES SOURCES.	GRANDE-GRILLE.	PUITS CHOMEL.	PUITS CARRÉ.	LUCAS.	HÔPITAL.	CÉLESTINS.
Acide carbonique	4,418	4,429	4,418	5,345	4,719	4,705
» sulfurique	0,164	0,164	0,164	0,164	0,164	0,164
» phosphorique	0,070	0,036	0,015	0,038	0,025	0,050
» arsénique	0,001	0,001	0,001	0,001	0,001	0,001
» borique	traces.	traces.	traces.	traces.	traces.	traces.
» chlorhydrique	0,334	0,334	0,334	0,324	0,324	0,324
Silice	0,070	0,070	0,068	0,050	0,050	0,060
Protoxyde de fer	0,002	0,002	0,002	0,002	0,002	0,002
Protoxyde de manganèse	traces.	traces.	traces.	traces.	traces.	traces.
Chaux	0,169	0,166	0,164	0,212	0,222	0,180
Strontiane	0,002	0,002	0,002	0,003	0,003	0,003
Magnésie	0,097	0,108	0,107	0,088	0,064	0,105
Potasse	0,182	0,192	0,151	0,146	0,228	0,163
Soude	2,488	2,536	2,445	2,501	2,500	2,560
Matière bitumineuse	traces.	traces.	traces.	traces.	traces.	traces.
Totaux	7,997	8,042	7,916	8,877	8,302	8,327

Poids des résidus de sels fixes, déterminés expérimentalement; sommes inscrites ci-dessus; rapports centésimaux

Poids des résidus fixes	5,208	5,248	5,160	5,204	5,264	5,320
Poids des sels neutres	5,249	5,351	5,181	5,244	5,326	5,388
Les poids des résidus sont à ceux des sels neutres comme 100 est à	100,76	101,98	100,40	100,75	101,17	101,27

	VICHY.			VAISSE.	HAUTE-RIVE.	SAINT-YORRE.	ROUTE de CUSSET	CUSSET.		
	NOUVELLE SOURCE DES CÉLESTINS.	PUITS BROSSON.	PUITS DE L'ÉCOLE DES CÉLESTINS.	PUITS de VAISSE.	PUITS D'HAUTERIVE.	SOURCE DE SAINT-YORRE.	PUITS DE MESDAMES.	PUITS DE L'HAUTERIE.	PUITS DE SAINTE-MARIE.	PUITS ÉLISABETH.
Acide carbonique	4,547	5,071	5,4	4,831	5,640	4,987	5,020	5,378	5,329	5,489
» sulfurique	0,177	0,177	0,177	0,137	0,164	0,153	0,141	0,164	0,192	0,192
» phosphorique	traces.	0,076	0,044	0,088	0,025	traces.	traces.	traces.	traces.	traces.
» arsénique	0,002	0,001	0,002	0,001	0,001	0,001	0,002	0,002	0,002	0,002
» borique	traces.	traces.	traces.	traces.	traces.	traces.	traces.	traces.	traces.	traces.
» chlorhydrique	0,344	0,344	0,334	0,318	0,334	0,324	0,222	0,334	0,283	0,293
Silice	0,065	0,053	0,065	0,041	0,071	0,052	0,032	0,032	0,025	0,034
Protoxyde de fer	0,020	0,002	0,013	0,002	0,00		0,012	0,018	0,024	0,010
Protoxyde de manganèse	traces.	traces.	traces.	traces.	traces.	traces.	traces.	traces.	traces.	traces.
Chaux	0,272	0,239	0,276	0,265	0,168	0,200	0,235	0,283	0,257	0,275
Strontiane	0,003	0,003	0,003	0,003	0,002	0,003	0,002	0,003	0,002	0,002
Magnésie	0,177	0,068	0,076	0,122	0,160	0,153	0,126	0,170	0,148	0,147
Potasse	0,120	0,151	0,273	0,115	0,098	0,121	0,098	0,142	0,133	0,131
Soude	2,124	2,500	2,486	1,912	2,368	2,409	1,957	2,331	2,344	2,397
Matière bitumineuse	traces.	traces.	traces.	traces.	traces.	traces.	traces.	traces.	traces.	traces.
Totaux	7,851	8,687	9,248	7,835	9,039	8,378	7,866	9,054	8,739	8,972

des sels neutres calculés d'après les proportions d'acides et de bases existant entre ces deux quantités.

Poids des résidus fixes	4,808	5,280	5,456	4,408	4,900	5,120	4,420	5,480	5,092	5,160
Poids des sels neutres	4,883	5,283	5,533	4,355	5,038	5,148	4,334	5,372	5,152	5,238
comme 100 est à	101,56	100,05	101,41	98,...	...	...	98,10	101,68	101,17	101,31

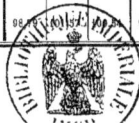

TABLE DES MATIERES.

———◦◦◦———

FIN DE LA TABLE.

5455   PARIS, TYP. MAULDE ET RENOU, RUE DE RIVOLI, 144.

LIBRAIRIE MÉDICALE DE GERMER BAILLIÈRE.

Ouvrages du même auteur :

Traité du ramollissement du cerveau (ouvrage couronné par l'Académie royale de Médecine), 1843, 1 vol. in-8.　　7 fr.

Mémoire sur les réactions acides ou alcalines présentées par l'urine des malades soumis au traitement par les eaux de Vichy, 1849, in-8.　　1 fr. 50 c.

Des eaux de Vichy, considérées sous les rapports clinique et thérapeutique, spécialement dans les maladies des organes de la digestion, la goutte et les maladies de l'Algérie, 1851, 1 vol. in-8.　　3 fr. 50 c.

Du développement spontané de gaz dans le sang, considéré comme cause de mort subite, 1852, in-8.

De l'alcalisation de l'urine, considérée comme phénomène d'élimination chez les malades soumis au traitement thermal de Vichy, 1853, in-8.

Traité clinique et pratique des maladies des vieillards, 1854, 1 vol. in-8 de 900 pages.　　7 fr.

Auber (Édouard). Hygiène des femmes nerveuses, ou Conseils aux femmes pour les époques critiques de leur vie, 1844, 2e édition, 1 vol. grand in-18 de 540 pages.　　3 fr. 50 c.

Brierre de Boismont. Des hallucinations, ou Histoire raisonnée des apparitions, des visions, des songes, de l'extase, du magnétisme et du somnambulisme, 1852, 1 vol. in-8, 2e édit.　　6 fr.

Brierre de Boismont. Du suicide et de la folie suicide, considérés dans leurs rapports avec la statistique, la médecine et la philosophie, 1855, 1 vol. in-8.　　7 fr.

Foy. Manuel d'hygiène, ou Histoire des moyens propres à conserver la santé et à perfectionner le physique et le moral de l'homme. 1845, 1 vol. in-18.　　4 fr. 50 c.

Gaudet. Recherches sur l'usage et les effets hygiéniques et thérapeutiques des bains de mer. 3e édit., 1844, 1 vol. in-8.　　6 fr.

Typ. Maulde et Renou, rue Rivoli, 144.